广东金融学院2009年专著出版资助
教育部人文社会科学研究项目基金资助（09YGCXLX004）
广州市哲学社会科学规划项目资助（10Y45）

心理创伤的理论与研究

Xinli Chuangshang De Lilun Yu Yanjiu

赵冬梅●著

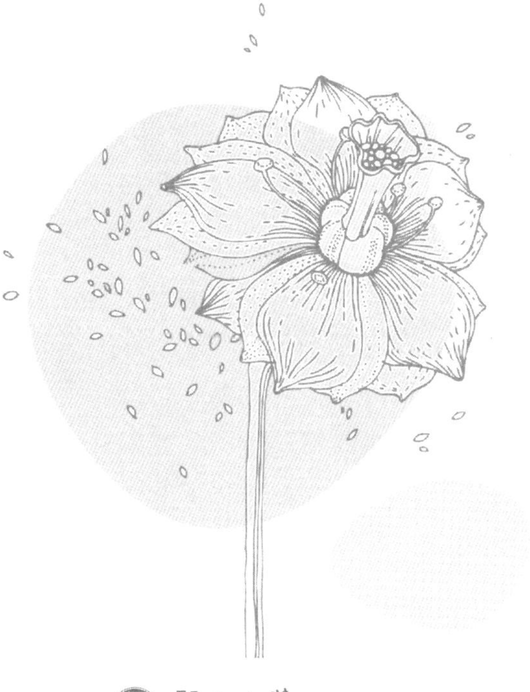

暨南大学出版社
JINAN UNIVERSITY PRESS
中国·广州

图书在版编目（CIP）数据

心理创伤的理论与研究/赵冬梅著．—广州：暨南大学出版社，2011.7
ISBN 978-7-81135-793-6

Ⅰ.①心… Ⅱ.①赵… Ⅲ.①儿童—精神疗法 Ⅳ.①R749.940.5

中国版本图书馆 CIP 数据核字(2011)第 058904 号

出版发行：暨南大学出版社

地　址：中国广州暨南大学
电　话：总编室（8620）85221601
营销部（8620）85225284　85228291　85228292（邮购）
传　真：（8620）85221583（办公室）　85223774（营销部）
邮　编：510630
网　址：http：//www.jnupress.com　http：//press.jnu.edu.cn

排　版：广州市天河星辰文化发展部照排中心
印　刷：佛山市浩文彩色印刷有限公司

开　本：890mm×1240mm　1/32
印　张：6.75
字　数：186 千
版　次：2011 年 7 月第 1 版
印　次：2011 年 7 月第 1 次

定　价：20.00 元

序
心灵在创伤中成长

我刚从瑞士回来，去参加荣格去世50周年的纪念，接到赵冬梅的电话，说帮她要出的一本新书《心理创伤的理论与研究》写序，虽然很忙，我还是欣然应允。赵冬梅是我们心理分析专业的博士，她从读博士开始确定心理创伤的研究主题，发表了20多篇关于心理创伤研究的文章。硕士期间，冬梅接受了系统的实验心理学训练，博士期间则接受了心理分析的专业培养。冬梅将自己的所学相结合，以心理创伤的认知研究作为博士论文选题，从行为认知的实验研究入手探索心理创伤的机制及其对认知的影响，同时根据临床心理创伤的理论，结合案例分析，探讨心理创伤的临床治疗与干预。冬梅的这本书囊括了这几年她的主要研究成果，目前国内心理创伤方面的专著不多，这本书对心理创伤的概念、理论、研究介绍得比较全面系统，可为相关的研究提供有益的参考。

这本书的第四章介绍了关于儿童心理早期虐待与心理创伤的理论与相关研究。我想起前不久我刚刚看到一篇文章，一个叫朵朵的六七岁小女孩，她患有天生的脚裂，被亲生父母抛弃后，又被收养的家庭一再抛弃，她一次次被丢在门外，学会了忍疼忍哭，她知道不忍疼她就会死，后来她被丢到了山里，她想爬到山顶跳下去。这时，她遇到了刘三娃。刘三娃和老伴马疙瘩住在半山腰的老土屋，无儿无女。刘三娃看到朵朵时，她的脚比正常的脚大两倍，整个变形发黑，脚底是纵横交错的裂口，最深的裂口有一根手指宽，死去的组织布满脚掌，积血流不出，非常恐怖。刘三娃到处筹钱给朵朵治病，但只是杯水车薪，无奈之下她去城里乞讨，朵朵仍然坚强地踮着脚帮爹喂猪、做饭、洗衣，有一次爹发现朵朵横趴在床上，脚悬在空中，疼得在啃床帮，但她看到爹进来，马上微笑着说，“爹，我睡不着，我在玩呢……”一个六七岁的孩子，正是天真烂漫、躲在父母怀里撒娇、读书上学的年龄，可朵朵的心里已经承受了无比巨大的身心创伤，伴随着难以忍受的身体疼痛和心理恐惧——害怕再次被丢弃。这引起我的思考：创伤究竟是积极的还是消极的？创伤形成了内心不能绕过的情结和阴影，还是使人更加顽强地成长？

心理创伤一直以来就是心理分析研究的主题之一，弗洛伊德和荣格的无意识理论都来自于对心理创伤的研究。弗洛伊德早期在治疗癔症的过程中提出，癔症的发作是由滞留在内心的难以忍受的创伤经验的痕迹引起的。后期他放弃了这种观点，把研究重点转移到了压抑的愿望和本能方面，但他并没有完全否定创伤事件在某些病症中的作用，对于这一类病症他用“创伤性神经症（traumatic neurosis）”这个概念来表示。荣格通过词语联想测验研究发现，被试正常的自由联想通常受到各种情感因素的阻滞——

“具有情感基调的情结（the feeling-tone complex）”。当荣格把这些词集合到一起，发现它们其实显露出了一个共同的主题，但这个主题绝不是通常意义的性欲。实际上，被试对指向该情结的所有词语都有延迟反应。而且，每个人都会有多个情结，比如自卑情结、能量情结、父亲情结和母亲情结等等，或者产生某种与内疚行为有关的情结。

我们的心灵花园心理援助工作站的徽标中有下面几个元素："青蛙"，寓意转化，“莲花”，是心花，寓意心性之纯洁，还用了《易经》的咸卦，寓意心灵的感应。汶川地震和玉树地震后，我们心理分析的志愿者团队是第一批到达最前线的劲旅，在对灾难后经历巨大心理和身体创伤的成人和孩子进行的心理援助和心理辅导工作中，我们一直给予的是结合中国文化中所包含的文化原型的治愈力量的心理分析，创伤是苦难的经历，但在阳光温暖、日月普照的灵光下，我们相信，心灵能够在荆棘与创伤中成长，能够开出最美丽的花朵。

申荷永

2011 年 6 月 26 日　于广州东方心理分析研究中心

目　录

引　言

创伤被定义为一种对身体或情绪的严重伤害或冲击，它能够对人的日常生活及精神状态产生前所未有的负面影响，甚至使人崩溃。日常生活中，突然遇到意外事故或卷入人际纠纷，我们能体验到创伤。战争、自然灾害或恐怖活动更是让我们产生非同一般的创伤性体验，无论我们多么谨慎、小心翼翼，都不可避免地会在生活中经历一次或多次的创伤。

许多人都想知道源于创伤的这种伤害性体验和恐惧为何会在生活中久久挥之不去，甚至有时还会愈演愈烈。一些人感到空虚、失控、恐惧、无望甚至“濒死”，这些都是受到创伤后人们的共同反应。但是，伴随着这些情绪反应，你可能还会因为感到自己是一个幸存者而心存侥幸。尽管创伤的阴影无处不在，但你还要活着，并且还要坚定不移地生活下去。

朱迪斯·赫尔曼在其书《创伤与恢复》（1992）中写到：“试图否定恐怖事件和试图夸大事件之间的冲突是心理创伤的主要原因。”生活在创伤中的个体总是感到羞愧、屈辱和恐惧，而长期经受痛苦、回避痛苦或者逃离痛苦也会导致矛盾。我们的社会更难接受他人的痛苦，这迫使许多人回避谈论自己的痛苦经历，于是，整个社会都处于一种逃避的状态。例如，当看到一些新闻画面中有关于战争、饥荒或其他痛苦事件时，你会感到心情不安，感觉到自己无能为力，所以你会选择回避、转移注意力。同样，许多当事者也经常通过回避、分散注意力或其他的摆脱方法去试图逃避痛苦的回忆、思想和感受，但是，结果却适得其反。逃避只是解决了一时的问题，从长远来看，事情却可能变得更糟。这就是作者在写本书时试图说明的一个问题，如果我们能够从内心重新审视自己的反应以及事件本身，而不去逃避，就会发现我们还有能力去做一些不同的事情，其实我们是掌控自己命运的主人。

心理创伤常见的共同点是深受强烈的恐惧、无助、失控和毁灭感的威胁。人们认为，心理创伤是由突发的或持续的创伤性事件引发的心理问题或心理障碍。那么，究竟什么样的事件可以称为创伤性事件，什么样的反应可以称为心理创伤呢？而出现心理创伤后我们应该怎样办？这些问题都需要探讨。

目前，关于创伤性记忆争论的焦点是，是否有一些创伤类型是和事件的记忆损伤有关，并且分离性个体是否回避对创伤性相关的信息进行编码。记忆问题在分离和创伤后应激障碍（post-traumatic stress disorder，PTSD）上表现都很突出。研究者一直试图运用认知心理学的方法研究创伤后的悲痛形式，如急性应激障碍（ASD）（Moulds &

Bryant，2002），PTSD（Brewin，Dalgleish & Josep，1996）以及分离。本书第1章、第2章主要介绍心理创伤及分离的含义界定。

弗洛伊德（Freud）和荣格（Jung）都对心理创伤有过分析与研究。有人认为，精神分析理论起源于对心理创伤的研究。19世纪末期，“创伤性癔症”出现在弗洛伊德的研究中，从此，创伤就在心理学并在随后的精神病学中有了它的地位。在认知水平上，创伤性分离的研究者们围绕着创伤性分离的有关注意和记忆的认知性问题，提出了几种比较有代表性的理论：人格结构性分离理论，背叛创伤性理论，回避编码假说，以及与对威胁性信息回避有关的警戒—回避假说。

Helga Matthess 所提出的创伤性人格结构性分离理论主要以临床治疗为取向，采用临床和认知研究相结合的 EMDR 技术，侧重于创伤性分离对人格结构产生的影响。基于该理论背景对某些创伤性病人采用 EMDR 治疗，可获得很好的治疗效果。而背叛创伤性理论、回避编码假说以及警戒回避假说是在认知心理学的框架内提出的理论，研究者们在此基础上进行了不同角度的认知研究。例如，DePrince 和 Freyd（2004），研究发现高分离被试对创伤性相关刺激无法准确回忆，从而支持了回避编码假说。McNally（1998，2001）的研究表明，PTSD 诊断的女性报告童年暴力历史，和控制组相比没有表现出对创伤性相关刺激的较低的回忆，不论是在记忆指导语组，还是在遗忘指导语组，结果都不支持回避加工假说。Field（2001）的研究表明，创伤幸存者，尤其是那些具有 PTSD 症状的人，对创伤性有关的信息过度注意（如强奸受害者，在改版后的 stroop 实验里对词汇“强奸”有过度注意），表明被试加强了创伤相关词汇的记忆而减少遗忘。Alexander 等人（2005）采用纵向研究方法，发现个体对童年期性虐待记忆得更准确。Alexander 对此用语义网络（恐惧网络）假说解释，创伤性相关的信息通过恐惧网络被储存。Mogg（2004）研究表明，高焦虑个体对高威胁性信息的回避模式具有时程性。本书第3章将主要介绍心理创伤的经典理论和现代认知理论。

分离是遭受创伤后的个体表现出来的常见症状，一般指意识与记忆正常联结过程的隔断，它是一种对创伤经历保持无意识的机制（Bernstein，1986）。分离体验一般与个体的创伤性经历有关，尤其是高分离体验，它与个体的创伤性历史具有更高的相关性。很多研究者提出，分离是对创伤性体验所造成的痛苦影响的防御。儿童的高分离体验同样与其创伤性历史有关，通过研究儿童分离筛查测量（Child Dissociative Checklist，CDC），发现在 CDC 上被诊断为分离障碍的儿童的 CDC 分数呈上升趋势（Putnam，1997），而非分离（被虐待和非被虐待）儿童的分数从 5 岁到 16 岁都呈下降趋势。这些数据表明，儿童也利用分离处理创伤。本书第4 章将针对儿童早期的虐待经历（如躯体虐待、情感虐待、情感忽视等）对心理创伤的影响进行阐述。

许多研究表明，分离可能会导致个体的某些基本认知功能的改变，如注意和记忆（Cufffe，McCullough & Pumarlega，1994；DePrince & Freyd，1999；Freyd，1996；Hunter，2001）。记忆问题在分离和 PTSD 上都表现得很突出。在 DSM－IV 中，分离认同障碍被定义为“不能回忆重要的个人信息，这种情况非常普遍，不能被一般的遗忘所解释”（美国心理治疗协会，1994）。PTSD 包括几个相关症状，包括“不能回忆创伤的重要方面”和“反复性地和侵入性地对发生事件的痛苦回忆”（美国心理治疗协会，1994）。研究者一直试图运用认知心理学的方法研究分离，研究临床分离障碍患者或高分离个体常常出现的健忘症、选择性遗忘、记忆模糊等记忆损伤问题。本书第5章将主要介绍心理创伤与分离的认知研究范式，以及我们目前完成的几个主要的行为认知实验研究。

陈述性记忆系统和海马、前额叶密切相关，负责对事件、事实等的记忆；而非陈述性记忆系统则与纹状体、新皮层、杏仁核、小脑等相关，负责启动效应、条件反射以及技巧和习惯的形成等。从创伤性记忆的临床表现可以看出，创伤性记忆不仅侵犯了陈述性记忆系统（表现为创伤事件在脑内不断重现，对创伤的情节或意义的回忆，甚至出现对创伤事件的遗忘），而且侵犯了非陈述性记忆系统（表现为恐惧、逃避反射以及创伤体验等）。

海马、杏仁核、前额叶等脑区可塑性的变化都会对创伤性记忆产生影响。海马更可能与创伤性记忆的遗忘、普遍的记忆功能损害有关，杏仁核则可能更多的与创伤性记忆的不易清除有关。许多神经内分泌物质都参与了这个病理过程，其中，肾上腺皮质激素是最重要的物质，肾上腺素对记忆痕迹的加深有短期的效应；而可的松则对记忆痕迹的消退有长期的抑制效应。此外，有些特殊的创伤性事件可能与特殊的症状有关。如有研究发现，童年受父母或照料者虐待的比不知施虐者身份的个体更易出现遗忘症状。另外，与“丧失”有关的创伤性事件，如失去了亲人，可能更容易导致与可的松有关的记忆障碍；而与“防御”有关的创伤性事件，如战争，可能更易导致与肾上腺素有关的记忆障碍症状，如闯入性症状和闪回等。本书第6章将介绍创伤性记忆的认知神经方面的研究。

目前，心理创伤以及PTSD日益成为公众关注的焦点。有些严重的生活事件发生之后，有人能够很好地应对，而对有些人来说，它们就成了长久而严重的创伤性事件。但是，并不是所有经历创伤的个体都会出现PTSD、分离或者其他的创伤性障碍。在一般人群中，有75%的人暴露于各种类型的创伤事件中，而在这些人中又有 25% 的人可能发展为 PTSD，而又有 50% 未接受过治疗的 PTSD 患者会在日后的生活中表现出各种障碍症状。创伤会破坏个体对自己和他人的感觉，会粉碎个体对现实世界的安全感和对自己生活的控制感；如果创伤是由他人所造成，还会逐步破坏个体对他人的基本信任，甚至瓦解个体的自我价值感和自尊感。有研究表明，约占 70% 的当事人可以在没有专业人员帮助的情况下自己消化其创伤；另外 30% 的当事人则或多或少会由此而产生心理障碍，在日后表现出焦虑、抑郁、躯体形式障碍、进食障碍、睡眠障碍、酒依赖和药物依赖等不同的症状。因此，及时有效地发现和帮助个体了解自己反常的精神状态和行为方式并正确应对，对个体恢复身心健康和维护社会稳定至关重要，同样，专业的危机干预和创伤心理的治疗是必不可少的。

PTSD 是个体经历创伤性事件后短时间出现的应激性障碍，更多的是需要急性的危机干预治疗，而心理创伤则可能持续时间更长、发生得更隐匿，不过两者的评估标准是类似的。

心理创伤的早期治疗甚为重要，创伤受害者如能得到更多的支持，尤其是家庭的支持，则可能会减缓创伤的后续潜在伤害。目前，心理创伤治疗尚无唯一有效的治疗模式，临床研究发现心理治疗极为重要，眼动脱敏与再加工（eye-movement desensitization and reprocessing，EMDR）治疗模型是对创伤比较有针对性和具有普遍疗效的方法，目前广泛使用的还有认知治疗、行为治疗（松弛疗法、暗示疗法、催眠疗法、生物反馈）、认知行为治疗、精神分析治疗和团体治疗等，还有应用非常广泛的艺术治疗，如绘画治疗、音乐治疗和舞蹈治疗，相关的阅读治疗理论，以及虚拟现实技术治疗模型。本书第 7 章会介绍相关的治疗技术。最后，第 8 章附有一例完整的性心理创伤个案治疗案例。

1　心理创伤概述

心理创伤是临床心理咨询和心理治疗常见的问题和症状。正确地理解和评价心理创伤对心理康复与治疗具有非常重要的作用。心理创伤比较系统的实验研究在最近10年才刚刚开始。20世纪初，《心理障碍的诊断和统计年鉴》（DSM－Ⅲ，美国心理治疗协会，1980）第三版出版，正式把心理创伤列为一个研究课题。最近几年各种灾害性事件频繁发生，美国“9·11”恐怖袭击事件、印度洋海啸、中国“5·12”汶川地震，以及“SARS”和甲型H1N1流感病毒全球流行等创伤性事件都给经历者、幸存者带来了各种程度的心理创伤，也促使这方面的研究显得更为迫切和重要。

临床研究同样发现，心理创伤常常是引发许多严重心理问题和疾病的重要根源，如童年期的性骚扰及性虐待、情感和躯体虐待、情感和躯体忽视，以及遭受暴力、袭击等虐待性行为经历，都会导致各种相应的心理问题和心理疾病的出现，如与应激相关的障碍、人格障碍、神经症、抑郁症、恐惧症、强迫症等。

我们都知道，心理创伤主要由各种伤害性的创伤性事件所导致，这引起人们思考，究竟哪些事件属于创伤性事件？哪些事件会造成个体的心理创伤？是否有些心理创伤比较严重，而有些相对来说则比较缓和？心理创伤有明显的外部表现吗？是否所有经历创伤性事件的个体都会出现心理创伤问题呢？而这又与个体自身的哪些因素有关呢？

1.1 心理创伤的含义

心理创伤（trauma）一词最初来源于希腊语“损伤”，其原来的意思为“伤”。创伤一般指由外界因素造成的身体或心理的损害，既可指由某种直接的外部力量造成的身体损伤，也可指由某种强烈的情绪伤害所造成的心理损伤（杨蕴萍，王倩，2005）。通常，人们将这种外部力量称为“生活事件”。现代研究认为，许多的心理疾病都与这些生活事件有关。《创伤与恢复》的作者朱迪斯·赫尔曼（1992）认为，“创伤性事件是非常事件，但并非是因为它们很少发生，而是因为它们破坏了普通人对生活的适应。而生活事件并非都会成为创伤性事件”。心理创伤就是由和这些生活事件有关的天灾人祸所造成的强烈的情感失控反应和心理伤害，特别是危及生命的事件会导致心理创伤的发生。当突发的灾难性事件超过个体的心理承受极限时，心理反应就会过于强烈，就有可能会出现创伤心理（姚玉红，2008）。

医学和精神病学将心理创伤定义为某种由非同寻常的威胁或灾难性事件所引发的精神紧张状态，包括无能为力感、无助感、无法抵抗甚至麻痹感；有些人在应激之后会进一步发展成为创伤后应激障碍。

随着实证研究的开展，近年来许多学者相继对“心理创伤”的定义提出了新的观点，如 Pynoos 和 Eth（1985）提出：“当个体面对无法抵抗的事件，导致其在面对危险、焦虑和内部觉醒时产生无助感，就可以称之为创伤。”与之类似，McCann 和 Pearlman（1990）将具有以下条件的经历定义为创伤性的：①突然的、意料之外的或非正常的；②超过了个体的应对能力；③毁坏了个体的参考框架和心理需要及相关模式。

虽然目前国际上对创伤的概念有多种观点，但《美国精神障碍分类与统计标准》第四版（DSM－IV）对心理创伤的界定得到了较广泛的认同：“心理创伤是身处威胁性环境因素与个体防御机能之间失衡的经历，伴随着无助和无法预料感，并因此持久地对个体自身及其周围世界的理解产生动摇作用。”

目前，心理创伤的研究主要关注那些看似并未危及生命，实际上为慢性的负性情感积累所导致的情感、行为、躯体及认知发生慢性、部分或全面障碍的疾病、“天灾”或“人祸”，它可以在创伤后数天、数月或数年后发生。例如，那些看似微小却长期持续的来自家庭内部的对儿童的情感虐待（忽略、照顾不当，如溺爱）所带来的创伤。以 DSM 诊断系统为例，在对创伤性事件的认定上，DSM－Ⅳ相对于DSM－Ⅲ更强调遭受创伤性事件的当事人的主观感受。

引发心理创伤需要外部刺激事件的诱发、心理和社会因素以及一些其他因素的相互作用（马萍，潘集阳，2008；Medha et al，2003）。心理创伤可以影响整个人，包括身体、智力、情绪和行为的改变，如早期的受虐经历能够影响甚至阻碍一个人发展稳定的自我感觉。每个人都以独特的方式对心理创伤做出反应，这取决于创伤的细节以及当事人的个性和经历。

1.2 创伤性事件与心理创伤的形成

创伤性事件是指那些严重威胁安全或躯体完整性的、引起个体社会地位或社会关系网络发生急骤的威胁性改变的、引起灾难性反应的事件，其共同特点是使个体感觉到强烈的恐惧、无助、失控和毁灭性威胁。

DSM－Ⅳ认为，创伤性事件包括真实的或威胁性的死亡或严重的伤害，或者是造成自己或他人躯体损害的威胁，导致严重的恐怖、无助和焦虑。例如，战争、暴力性攻击、绑架、恐怖事件、灾难、严重的事故、不适当的性经历等。DSM－Ⅳ进一步强调，创伤不只是通过直接经历或目睹此类事件造成，还可以通过得知家人或其他亲属的意想不到的暴力性死亡或严重伤害，或者由死亡或伤害的威胁所造成。

创伤性事件一般分为三类：第一类为自然灾难，如地震、洪水、飓风、森林火灾、火山爆发、雪崩、山体滑坡等；第二类为意外灾难，如火车、地铁、汽车的运输灾难，空难、海难以及环境灾难，如核灾难；第三类是人为灾难（暴力、犯罪和恐怖主义引起的），如家暴、抢劫、枪击、爆炸、强奸、被拐卖、性侵犯、性虐待、拷打或关禁闭、人质劫持、战争（如战俘心理创伤）、恐怖活动等。此外，其他重要的生活事件，如重要丧失（失业、离婚、死亡等）、不公正待遇（“文革”中被打成右派）、医疗事故、经历他人死亡过程等，都可能导致心理创伤的形成。

并非所有创伤事件都会导致个体的心理创伤，在严重生活事件发生后，是否成为当事者的创伤，主要取决于事件的严重程度和个体的易感性。构成心理创伤需要三个条件：第一，事件本身的性质，包括现实的死亡或害怕死亡，以及对身体或情绪的严重的损害；事件越严重，当事人越容易形成心理创伤。第二，事件对于受害者的意义。有些体验对任何人都可能是创伤性的，如被强奸，而有些事件则因人而异，这主要看它对当事人具有什么样的意义：①当事人遭受创伤性事件时的年龄。这一点非常重要，受创伤时的年龄越小，未来形成心理创伤的可能性越大，心理创伤也会越严重。幼年期是形成无意识的关键时期，还没有形成足够的整合能力，还不能对创伤事件进行正确的加工，也不能用语言清晰地表达出创伤体验、创伤过程等，所以，创伤事件就留在了当事人的无意识当中，对其日后的生活会有很大的影响。② 个性特征。同一年龄段的人遇到相同的创伤事件，每个人的反应不同，这与每个人的个性特征有关。例如，学生宿舍里有人自杀，有的人很快就能投入正常生活，而有的人反应却很强烈。第三，社会支持系统的完善程度。社会支持系统是指当事人在受到伤害时以及受到伤害之后，外界（家人、同事、朋友、邻居以及整个社会）所给予的关心、帮助和支持。这个系统越完善，当事人形成创伤的机会就越小。

研究者们很早就注意到创伤性事件可以影响行为。早在 1649 年，Descartes就描述过早已忘记的创伤性事件对行为的影响。19 世纪则有更多的精神病学家注意到创伤事件与精神障碍的联系，Delbruck 描述过由于严重的精神创伤引起并很快恢复的一种精神病，Benjamin Rush 和许多法国精神病学家，如 Pinel 和 Briquet，也谈到某些精神障碍起源于精神创伤。

19 世纪末，受 Charcot 的影响，许多精神病学家开始尝试探讨精神创伤是如何导致精神病的机制。Freud 和 Janet 就是在此时形成了他们早期的病态心理和治疗理论。1889 年，Pierre Janet 出版了 *Lautomatisme Psychologique* 一书，专门探讨创伤经验引起的病态心理过程。他指出在创伤性的情境下，紧张的情绪能够导致记忆加工发生紊乱，使创伤性的经验不能整合，从而引发创伤症状。

20 世纪开始后的 60 多年中，心理创伤逐渐淡出了研究者的视野，很少部分关于创伤心理效应的研究也只是局限于战争神经症。

儿童心理创伤的研究只可以看到零散的，除了 Dorothy Burlingham 和 Anna Frrud 的一项有关儿童对伦敦空袭事件的反应研究，几乎再无其他研究。但在此期间，有两个重要的研究领域取得了相当大的成就，为后来创伤研究的再度兴起提供了重要的生物学和心理学基础，这就是 Selye 的应激理论和 Holmes 的生活事件与精神障碍和其他疾病关系的研究。

Selye 的研究发现，任何痛苦的刺激都会引起相似的生理应激反应现象，创伤研究理论家认为，PTSD 就存在着这样相似的神经生理改变。因此许多学者认为，Selye 的应激理论对于理解创伤的病理基础具有非常重要的作用。在缺乏足够实验研究的情况下，PTSD 概念的理论基础很大程度上源于 Selye 的应激理论。

随后，有关生活事件的研究逐渐构成了创伤研究的重要部分。生活事件的研究指出，在精神障碍或其他疾病和不幸事件之间存在着重要的关系，这一结论直接支持了创伤性事件在某些精神障碍发病中具有决定性作用的假设。Selye 的应激理论和生活事件的研究成果构成了当今创伤理论的重要基础，因为创伤理论的一个最基本的假设就是创伤性事件具有致病作用。

Freud 早年研究创伤时并不关注创伤事件及其性质，他对创伤性事件只是从情绪反应程度和性质来界定，他把那些可以导致严重情绪扰乱的事件都视为具有创伤性。按 Freud 的理解，由于个人反应差异的存在，就不存在具有一般意义的创伤性事件。

Holmes 有关生活事件的研究对后来创伤事件的研究也有重要的意义，因为他的研究方向与 Freud 的注重内部心理事件的研究方向有所不同，他是从刺激的角度来进行研究的。但生活事件并非就是创伤事件，因为如果理论上将创伤事件视为病症原因的话，那作为个体的一些变量虽对病症有影响，但不一定能占支配地位。因此，创伤性事件在性质上必须具有独特的属性。对于成年人来说，一般认为的创伤事件主要包括严重的天灾，如地震、海啸；严重的交通事故，如空难等。显然，这些事件比生活事件量表列出的事件严重得多，并且对所有人来说都是难以承受的。换句话说，任何人在遇到这样的事件时都有可能出现明显的病理心理表现。

1.3 心理创伤的外部表现

高度警觉、强烈恐惧、持续焦虑是在经历灾难性事件后的第一个月内最普遍、最严重的心理体验（姚玉红，2008；刘俊，2008）。个体受灾初期会花很多的时间和精力去留意或寻找环境中的威胁性信息，并处于高度敏感的状态，心情易激惹或易怒，对相关事件或信息的刺激过度反应（如过分的惊吓反应）。在危机发生后，这样的反应大体上是适应性的。但是，在已经安稳的情境中，过度警觉性反应会扰乱个体的正常生活，使人感到衰竭，破坏机体的身心平衡状态，从而导致健康受损。

心理创伤常见的外在反应包括：①生理层面：心跳加速、血压上升、呼吸急促、晕眩、胃痛与腹泻、头痛、虚弱感、麻木感、手脚感到刺痛或沉重、过度的惊吓反射动作、疲惫感、食欲改变；②认知层面：注意力差或记忆力有问题，理解困难、思考缓慢，看待自己和世界的方式发生改变，对环境的警觉性增强（过度警觉），与自我失去联系（分离），闪回，噩梦；③情绪层面：焦虑与恐惧，没有安全感，无助感，感到孤立、冷漠或疏远，悲伤、哀悼、忧郁、心情低落，内疚，愤怒、易怒，过度亢奋，不休息，情感否认、麻木感，对什么事情都不喜欢，失去信心、自尊；④行为层面：退缩或远离他人，容易受惊吓、回避，敌对或好攻击，口语上或书写上沟通困难，时常有愤怒感，经常与别人争论，饮酒、抽烟或服药过量，进食习惯改变。一部分受害者可以在没有专业人员帮助的情况下自己消化其创伤（约占70%），另外一部分人则或多或少会因此而产生心理障碍（约占30%），如焦虑、抑郁、躯体形式障碍（如疼痛等）、进食障碍、睡眠障碍、酒依赖和药物依赖等应激事件。

分离体验是遭受创伤后的个体几乎都会表现出来的另一主要症状，即意识与记忆正常联结过程的隔断和情感的分离，主要表现为“认识孤立”（knowledge isolation）和情感体验分离（赵冬梅，2006）。分离体验反映了个体试图在认知和情感上远离创伤。创伤个体将部分经历或全部经历从痛苦体验的经历中分离出来，他们有时会选择切断侵入性创伤记忆与痛苦情感之间的联系，但严重时会阻碍其与他人建立正常联系，从而影响日常生活。有的个体为了避免回忆创伤及与创伤体验相联系的痛苦经历，往往会以一种单调、固定的方式生活，情感较麻木，选择性遗忘过去的经历，感觉过敏或忽视疼痛，产生幻听等。许多历经灾难的幸存者报告，他们的情感体验在现实生活中受限，通常呈现情感麻木的状态。事实上，创伤患者有能力体验和表达患病前的所有情感，情感上的麻木也许并非由最初发生的灾难性事件导致，而可能是创伤个体对事件的认知评价，以及负性情感体验促使个体做出过度的回避反应所致。对创伤记忆的回避可以暂时缓解痛苦，但是却强化了创伤个体的回避性行为。

1.4 心理创伤的类型

在创伤学中，把心理创伤分为创伤Ⅰ型和创伤Ⅱ型。

心理创伤Ⅰ型具有以下特点：偶发的创伤事件；非恰当的功能反应；在成年期发生；具有创伤后应激障碍的症状特点，如一次偶发的交通事故后出现的症状。

心理创伤Ⅱ型具有以下特点：重复发生的严重的创伤过程；在儿童期发生；尚处于心理发展过程当中；复杂型创伤后应激障碍，如儿童期长期的躯体虐待、情感虐待或性虐待等。

最初出现创伤一定是令人吃惊的，但以后持续反复存在就会导致一种预期，受害者会发展出一系列不同的防御机制来维持自我，这些防御机制和应付方式有否认、压抑、分离、自我催眠、与攻击者认同及自伤行为。Ⅱ型障碍在临床上可以被诊断为行为障碍、注意缺陷、抑郁、分离障碍等。这种自然而然的催眠、人格解体和分离是重复的、长期的痛苦打击的结果。经历了长期的、反复的痛苦折磨，儿童认识到了恶劣事件会不断重复，那些先天易受暗示的儿童自然而然地就会选择自我催眠这种适应方式。这种防御机制可以使孩子在精神上逃离痛苦的折磨，但大量使用自我催眠的创伤儿童成年后会发展为成人的多重人格障碍。

1.5 心理创伤与 PTSD 的评估

心理创伤的评估不同于其他心理障碍的评估，它是事后评估，评估的是非常严重的创伤性事件以及导致个体产生的某些主观反应（李璐寰，童辉杰，2008）。评估的目的有两个：一是进行诊断，二是制订治疗计划。

评估的第一步是要确定病史中的主要创伤性事件，包括事件本身以及事件发生的范围和发生的频率。

评估创伤性事件可用的量表有：创伤应激评估表（Traumatic Stress Schedule）、创伤性事件问卷（Traumatic Events Questionnaire）、创伤后应激诊断量表（The Post-traumatic Stress Diagnostic Scale）、潜在应激事件访谈量表（The Potential Stressful Events Interview）、PTSD 临床监测量表（The DSM－Ⅳ Version of the Clinician-administered PTSD Scale）。国内学者在参考国外有关文献和评定量表的基础上，编制了创伤后应激障碍自评量表。

国际上关于精神疾病的诊断标准常用的有两个：一个是世界卫生组织颁发的《国际疾病及相关健康问题分类—精神与行为障

碍分类》，另一个是美国精神病学家协会颁发的《心理障碍诊断和统计手册》(第四版)。这两种诊断标准都提到了 PTSD，虽然 PTSD 是一个时段性的诊断，而且该诊断也不是创伤后必然发生的单一疾病，但这一诊断标准对于我们理解创伤的发生和进程非常重要。需要说明的是，PTSD 的诊断标准中说症状发生在创伤性事件后的 1~6 个月内，可是临床中发现情况却并非如此，有时症状是在事件发生几年、十几年甚至几十年后才出现。

心理创伤的评估与诊断归纳起来有以下几点：

（1）创伤性事件。

创伤性事件的发生引起的伤害和痛苦必须超出当事人的最大心理承受能力，使用心理防御机制已不能使当事人内心平静下来，而且当事人必须在该事件中体会到被抛弃感和无助感。

（2）再体验。

再体验表现在两个方面：①侵入性，是指一些被压抑到无意识里的与经历有关的噩梦，他们为此十分恐惧和痛苦。②扳机，是指一切能引起创伤回忆和创伤体验的外界线索，从各种感觉通道获得，以视觉最为多见，还包括听觉、触觉、嗅觉、味觉等，也可以是某种特定感受，即各种感觉通道的整合。例如，一个曾经在公园的松林里遭到过性侵犯的人，可能会在再次闻到松树的气味或者再次踩在松软的松针上时体验到曾经的痛苦情绪。

（3）回避。

创伤内容会反复地、不受控制地出现在当事人的意识层面，使当事人被迫再一次体验痛苦的过程，这时当事人往往采取回避的防御措施。回避包括两种形式：第一种是闪回，典型的表现是创伤事件的片段如同黑白影片中的一个个画面一样，在当事人的脑中反复闪现，其感受会十分痛苦；第二种是噩梦，当事人会反复做一些与创伤性事件有关的梦，对任何能令其回忆起创伤体验的刺激存在持续的回避行为，这些刺激既包括一些事物、情景，也包括与人在一起的情感反应，它们都会引起当事人的回避。

回避有两种表现：① 躯体形式障碍，即各种形式的疼痛、失眠等。克服创伤体验的特殊应付方式一般是离群索居。遭受创伤后，当事人对他人不容易信任，离群索居可以避免其与他人发生任何形式的情感联系，所以也就不容易引起其产生受伤害的感觉，就不会勾起其曾经的痛苦记忆，能暂时维持当事人内心的平衡。② 防御性的遗忘或警觉。（A）防御性的遗忘。研究表明，防御性的遗忘与创伤的严重程度呈正相关。参与战争和童年期受过虐待的人的防御性的遗忘发生率最高，而童年期遭受过性虐待的人防御性的遗忘发生率还要更高。防御的遗忘包括创伤后的全部和部分遗忘。（B）警觉。创伤性事件发生后，当事人会出现易激惹、睡眠障碍、听力增强、注意力障碍等问题。

（4）时间的界定。

在前面提到的两种诊断标准中都提到，PTSD 发生在创伤事件后的 1 ~6 个月内，但也都提到了会有延迟反应。在临床中发现，有时症状是在事件发生几年、十几年甚至几十年后出现的。我国对于创伤的研究始于“越战”之后，因为许多老兵回国后虽然政府给予其很好的待遇，但在战争后的几年甚至十几年之后他们还是出现了酒依赖、药物依赖、自杀或者杀人等严重的心理反应，由此引起心理学家的重视和研究。

1.6 小结

虽然目前国际上对心理创伤的界定观点不一，但 DSM - Ⅳ的界定得到了广泛的认同：“心理创伤是身处威胁性环境因素与个体防御机能之间失衡的经历，伴随着无助和无法预料感，并因此持久地对个体自身及其周围世界的理解产生动摇作用。”DSM - Ⅳ认为创伤性事件包括真实的或威胁性的死亡或严重的伤害，或者是造成自己或他人躯体损害的威胁，导致严重的恐怖、无助和焦虑。

例如战争、暴力性攻击、绑架、恐怖事件、灾难、严重的事故、不适当的性经历等。DSM－Ⅳ进一步强调，创伤不只是通过直接经历或目睹此类事件造成，还可以通过得知家人或其他亲属的意想不到的或暴力性死亡或严重伤害，或者由死亡或伤害的威胁所造成。心理创伤常见的外在反应表现在生理层面、认知层面、行为层面、情绪层面。一般我们把心理创伤分为创伤Ⅰ型和创伤Ⅱ型。心理创伤的评估不同于其他心理障碍的评估，它是事后评估，一般我们以下几方面进行评估：创伤性事件、再体验、回避、时间的界定。

2 创伤与分离

研究心理创伤的学者都不能不研究分离，分离是遭受创伤后的个体几乎都会表现出的症状。分离体验一般与个体的创伤性经历有关，尤其是高分离体验，它与个体的创伤性历史具有更高的相关。现在，分离和创伤之间的关系已经有大量的实证研究。分离在临床症状上有三个易混淆的概念：分离性体验、分离性症状和分离性障碍。三者之间的关系以及它们与其他精神疾病之间的关系都比较复杂。

2.1 分离及其与心理创伤的关系

19世纪末的著名学者Janet通过对大量癔病患者的观察提出了分离概念，用来阐述癔病产生的机制，其中躯体化症状被视为一种心理与身体分离的结果，而导致这种分离的原因就是创伤。Freud在他早年的研究中也有类似的观点，并将导致癔病的创伤性事件确定为童年期的性创伤，不过他后来改变了观点，不再看重创伤事件的作用，但依然强调这类躯体症状是无意识冲突的结果。受Freud观点改变的影响，在20世纪初期和中期，儿童创伤与精神障碍的关系一直被忽视。直到“越战”后，对创伤的日益关注才使人们重新回到Janet的观点上，此时研究创伤与精神障碍的关系成了热门，创伤与躯体化障碍的研究也得到了重视。在过去的20多年里，研究结果基本一致表明，躯体化障碍与PTSD有密切关系。创伤，包括儿童期的创伤，对躯体化障碍的形成具有重要作用。

2.1.1 分离的含义

分离作为一种防御机制，指一部分心理活动或行为过程与其他心理活动分离，它是行为状态之间的跳跃或者非常明显的一种深层断裂（Putnam，1997）。意识可以发生分离，如心因性遗忘；人格的同一性可发生分离，如多重人格；丧失习惯了的现实感，如人格解体；发生于运动性行为的分离可以表现为心因性神游等。“分离”（dissociation）一词来源于希腊文，“dis（of）”，中文意为“拆分、拆开”，“sociative”（unite or connect），中文意为“联合、连接”。因此，分离意味着使分开、分裂或者拆分一些有共同特点的元素，联合是它的反义词。

美国精神病协会对“分离”的定义是记忆、意识、身份和知觉在环境上的中断（American Psychiatric Association，1994），也表明情感、行动和其他的身体机能的混乱。Bernstein 和 Putnam（1986）定义“分离”为“思维、情感和体验的不能正常的整合到意识和记忆流去”。“分离”最初被用于癔病，原本是与“转换”并列的表示癔病发生机制的用语，前者指作为心理反应，部分心理活动从统一的精神机能中分离出来（意识分割）的情况；后者是指个人将无法化解的痛苦表象及过去事件的记忆“压抑”于意识之下，使得自身出现症状转变的情况。在新精神分析学派影响下，传统的“癔病”概念逐步被“分离”替代。

分离既是一种防御机制，也是一组散见于多种精神疾病的症状群。分离性症状具有隐蔽性，容易误诊和漏诊，从而影响精神疾病的诊断与治疗。同时，分离的一些症状也表现出一定的文化相关性。因此，在国外，分离一直是研究的热点。目前，分离常被用在思想与行为障碍的诊断上。

是否分离是人们常说的跳跃状态，是一种特殊状态，或者只是一种功能性（而非心理上的）分离。综合所有定义可以看出，分离使记忆、技能、情感和其他知识被切断，而且以一种难以通达的方式存储。

2.1.2 分离性体验、分离性症状和分离性障碍

现在人们普遍认为，分离是一个广泛存在的连续谱，即分离包括正常的分离性体验、病态的分离性症状和严重的分离性障碍，这是分离在临床症状上三个易混淆的概念。

分离性体验（dissociative experience）包括白日梦、睡眠状态下的梦、走神、入静、催眠状态、超常体验、疲劳状态下的人格解体或现实解体、迷失在电影和书中而不知时间流逝和周围环境的变化、白日类催眠状态等。分离性体验具有相对独立性和稳定

性，不受社会心理因素的限制，但并非所有的分离性体验都是病理性的，只有在分离性体验达到一定的程度（如该体验的数量、持续时间、发生频率）时，或者由社会心理因素引起的重度精神创伤，或同时伴有其他精神症状等情况下才有可能成为病理性分离，如分离性体验出现的频率增加、持续时间延长、症状加重。

根据美国 DSM－Ⅳ中的表述，分离性症状（dissociative symptom）是指意识的整合功能的瓦解，比如记忆、身份和对环境的知觉出现解离。一般来说，分离性症状包括5个核心症状群：遗忘症、人格解体、现实解体、同一性混乱、身份转换。分离性症状可见于多种精神疾病，如边缘性人格障碍、摄食障碍、创伤后应激障碍、躯体形式障碍、性功能障碍、抑郁症、物质滥用。但当精神疾病是以分离症状为主时，就成了分离性障碍。

分离性障碍（dissociative disorder）是指以分离性症状为主要临床特征的精神疾病，“个体的意识、记忆、身份识别或环境感知等本应整合在一起的功能”出现解离而导致的各种障碍。这个概念最早出现于美国精神病学协会出版的 DSM－Ⅲ（1980）及 ICD－10（1992，国际诊断分类）。DSM－Ⅳ提出 5 种分离障碍：分离健忘症（不能回忆个人生活历史方面的能力）、分离记忆丧失症（如突然从家里离开，不能回忆自己的过去和对自己的身份产生混淆）、人格解体障碍（个体持续性地感觉到自我与环境的分离）、分离身份识别障碍（先前被定义为“多重人格障碍”，特点是有两种或多重人格同时控制个体的行为）和非特定的分离障碍（分离性症状不像其他障碍那样典型）。美国精神病学协会承认，“所有这些分离性障碍的共同特点通常是意识、记忆、身份或者环境知觉的整合功能被破坏。这种破坏可能是突然形成的，也可能是渐进的，可能是瞬时的，也可能是慢性的”。此外，DSM－Ⅳ承认分离性精神病的存在，高水平分离也被认为与暗示感受性有关。

分离性体验与创伤性经验相连；分离性体验伴随其他相关症状时就成了分离性症状；而分离性症状既可以主要表现于分离性

障碍中，也是其他精神疾病的主要症状，分离性体验、分离性症状、分离性障碍在人群中均有广泛的发生基础。

2.1.3 分离与心理创伤

有关分离的研究始于19世纪后半叶，主要涉及神经病学和精神病学两大领域。在精神病学领域，早期的资料大都来源于对癔症和催眠的研究。Janet和Freud基于各自的临床所见，分别创建了自己的学说。Janet在其著作《心理自动症》中第一次提出了“分离”这一概念，指某一观念脱离全体系统而独立，并指出这种意识的分离就是癔症发病的机制。Freud则创立了其意识和人格结构理论，并提出了“力比多（libido）”概念。与此同时，在神经病学领域也有一些原创性的发现，其中有代表性的是Hughlings Jasckson基于对癫痫和失语症病人的研究，他使用了“解离”(dissolution)，并提出了“梦样状态”，以说明意识分裂。

Janet（1889）做了大量高分离性体验与创伤性历史的相关研究。现在，分离性障碍和创伤关系的研究也日益增多（DiTomasso & Routh, 1993; Chu & Dill, 1990; Sanders & Giolas, 1991; Miller et al., 1993; van der Kolk et al., 1991; Putnam & Trickett, 1997）。

在精神病治疗上，分离一直为人们所了解。很多研究者提出，分离是对创伤性体验所造成痛苦影响的防御。Jenet（1870）在巴黎的Salpetriere医院负责心理实验室，他第一个对严重的心理创伤和身体症状之间的联系进行命名，如惊厥、瘫痪以及分离（“解散聚合”）。分离性症状一般被认为是由儿童期遭受虐待的记忆所引起的。Janet指出，如果想治愈创伤，只有再次把创伤性记忆恢复到意识层面。19世纪末，对创伤、分离以及心理创伤的躯体症状的研究已经非常普遍。Freud在对“歇斯底里”的女性病人的治疗中开始广泛使用分离理论。

分离所指的意识与记忆的正常联结过程的隔断，即思想、感情、经历无法整合到意识流，被现代研究认为是一种对创伤经历保持无意识的机制，如“高速公路催眠”现象，即在高速公路行驶期间出现明显的意识恍惚现象。分离导致“认识孤立”，它是指个体将部分经历或全部经历从可持续体验的经历上分离出来，形成不受经历影响的一种独特的认识。在一个有800名成人被试的研究中，研究者发现，背叛创伤（包括性虐待、身体虐待和照顾者实施的家庭暴力）比非背叛创伤的分数更显著地与分离体验量表（The Dissociative Experience Scale，DES）的分数相关。

目前，对分离的研究已经更多地扩展到了认知心理学以及认知神经科学领域当中，许多研究者都从注意和记忆等方面探讨分离的临床病理机制，对分离个体的研究则更多地从临床的分离障碍扩展到了亚临床的高分离体验个体（High Dissociators，HD）。研究者认为HD样本比较容易获得，并且不会受治疗用药和治疗进程的影响，结果也会对各类分离障碍和具有分离症状的各类精神疾病具有积极的借鉴意义。

许多研究表明，分离可能会导致个体一些基本认知功能的改变，如注意和记忆（Cufffe，McCullough & Pumarlega，1994；DePrince & Freyd，1999；Freyd，1996；Hunter，2001）。记忆问题在分离和PTSD上都表现得很突出，在DSM－IV中，分离认同障碍写明“不能回忆重要的个人信息，这种情况非常普遍，不能被一般的遗忘所解释”（APA，1994）。PTSD包括几个相关症状，没有记忆能力以及创伤性事件的侵入性记忆，包括“不能回忆创伤的重要方面”和“反复性地和侵入性地对发生事件的痛苦回忆”（美国心理治疗协会，1994）。研究者一直试图运用认知心理学的方法研究分离，如临床分离障碍患者或高分离个体常常出现健忘症、选择性遗忘、记忆模糊等记忆损伤问题。

20世纪80年代后，关于分离的研究主要聚焦在以下方面：①流行病学调查；②分离与创伤的关系；③分离性障碍的诊断效度问题。其中，流行病学调查主要研究普通人群、特殊人群（如性工作者、暴力倾向和遭受暴力者、吸毒人员等）和其他精神疾病中分离性症状和分离性障碍的发病率。不同研究所提供的发病率各不相同，这主要是研究人群不同，使用的工具不同所致，缺乏客观可比性。

在分离与创伤的关系研究中，比较流行和具有代表性的观点是早年的创伤导致了分离或分离性障碍，这种观点的理论性解释是将分离看成创伤的适应性反应。支持创伤和分离相关联的经典证据有：①在成年期所做的分离和创伤的相关研究，即在处于创伤性事件或遭遇创伤性事件不久，以及遭遇创伤性事件很长时间后的成年人中的分离上升；②检验儿童期创伤和成年分离之间的相关性研究报告，有性虐待的暴力受害者的分离水平要高于没有性虐待的暴力受害者的分离水平。关于儿童期创伤和成年分离的相关性研究主要集中在性和躯体虐待上，特别是性虐待，它的严重程度伴随躯体虐待的性虐待都和成年分离有强相关；③对儿童的前瞻性研究。遭受过性虐待的受害者在最初和一年后，分离水平比没有遭受虐待的控制组要高。这一类文献的研究对象是临床或非临床样本，采用的方法是横断面的研究，研究工具多采用的是自陈式创伤体验和 DES 评定的分离得分，但不同的研究显示，两者间的相关度强弱不一。

现在，人们普遍认为创伤在分离的产生中起到了重要的作用。其中，最明显的一个标志就是，在 DSM－Ⅳ中，强调分离是急性应激障碍（acute stress disorder，ASD）的核心症状，它预示着后来的 PTSD 或分离。同时，研究发现（Simeon D，Guralnik O，Schmeidler J et al.，2001）在分离性遗忘中，常有可识别的急性的预料之外的创伤性事件；在分离性神游中，常涉及亚急性慢性应激；在更多与文化相关的分离障碍中，也常涉及创伤性应激源。即使不是患有分离性障碍的被试，分离性症状也高度提示创伤史。在对边缘性人格障碍的研究中，现实解体是儿童期性虐待的最好的预测因子。

2.2 分离的病源学基础

许多广泛应用分离体验量表的实验研究都表明，分离性体验在人群中是普遍存在的，只是在分离障碍者身上这种体验表现得更为频繁和严重。然而，其他研究还提出类型学模型，指出多数人的体验都是相对温和的症状（如全神贯注），而分离障碍的人的体验是性质不同的症状（如现实感丧失或者健忘症）。

关于分离产生的病源学，人们一般考虑环境的影响。环境因素，尤其是儿童的受虐经历，同病理性分离和非病理性分离都有关系。有分离障碍的成人、青少年以及儿童都报告有较高的儿童期创伤和被忽略体验。研究表明，儿童和成人的儿童期性创伤、身体创伤及被忽略的分离趋势测量成正相关。遭受过身体虐待或者性虐待的成人和儿童在分离测试中的分数都高出没有遭受过虐待的个体。相似地，受虐儿童在分离量表上的分数也高出非受虐儿童。

环境因素还可能包含以闪回记忆为特征的精神病学和非精神病学的分离。在 Kluft 的分离身份识别障碍的四因素发展模型中，其中一个因素是儿童核心家庭之外的成人所导致的恢复性体验的缺乏。支持这个模型的 Irwin 发现，成人分离趋势与儿童期创伤报告成正相关，并且，这种相关性受到家庭之外的成人和伙伴的情感支持作用的显著影响。

还有一些病源学模型提出遗传素质影响分离的假设，如 Braun 和 Sachs（1985）描述的“自然、天生的分离能力”，Kluft 则讨论了这种“生物的分离能力”。

行为遗传的分析提供了对正常性分离和病理性分离中遗传和环境作用的一个检查工具。Becker（2004）研究是第一个从遗传和环境影响角度来分析儿童和青少年分离行为病源性的。Waller 和

Ross（1997）评估了分离症状志愿者在遗传和环境成分上的DES－T（8个项目的DES的子量表，表明创伤经历导致最严重的分离）分数，以青少年孪生子为样本。他们发现，45%的DES－T可归于共享环境（如环境影响导致同胞分离上的相似性），55%归于非共享环境（环境影响导致同胞差异，包括错误变化），这里没有发现遗传变量的影响。Jang等人（1998）分析了相似的志愿者研究数据，以成人孪生子为样本，运用Waller和Ross的分类成员分数，但得到与Waller和Ross相反的研究结果，他们获得了52%的非环境共享评估，但是仍有48%的变量是由于附加的遗传影响，而共享环境被忽略。

Jang等人（1998）进一步评估了病理和非病理的分离分数，得出共享45%的遗传变量、34%的环境变量。他提出，病理和非病理性分离分数受共同的遗传因素影响，而差异性则受环境因素的影响。

虽然多数的分离研究都集中于临床样本，并基本运用病理性分离量表，但是研究非病理性分离也具有重要的意义。例如，Putman（1997）发展了一个离散行为状态模型，用于解释儿童情绪调节的渐进性发展。在这个模型中，儿童逐渐发展出一种在情绪和行为状态之间的平稳移动（如从哭的状态到平静状态）的调节能力，一种受元认知能力推动的过程。当儿童发展并获得了状态之间的过渡能力，他（她）们就较少可能会分离。以这种方式，非病理性分离与心理理论、抑制控制和其他的发展心理研究者感兴趣的元认知能力都有关。和非病理性分离有关的另一条研究路线是幻觉倾向或者想象。在儿童身上那些常被作为病理性分离迹象的，在成人身上却可能被当成是创造力，假想同伴就是一个最经典的例子。长大后的人们适应扮演（如演员），似乎也可从非病理性分离中获得积极意义。

2.3 分离的信息加工研究

美国精神病协会（2002）定义分离为正常整合过程的分裂，如事件、情绪和记忆，这些定义的共同点就是信息的分离。分离性记忆的这种依存状态本质是没有争执的，虽然理论上分离的真正原因存在很多解释。精神分析理论把分离作为基本的防御机制，以免个体被不能接受或不能处理的情绪所淹没，其他理论（如依附理论，包括背叛创伤理论，后面再讨论）强调最突出的危险不是被某种个人情绪所威胁，而是担心失去重要的依附关系，而这种关系是幸存者生存所必需的身体和情绪上的照顾。

除了依存记忆状态现象对“分离性身份识别障碍”(dissociative identity disorder，DID)，以往被称为多重人格障碍(multiple personality disorder，MPD）的记忆功能的影响，情境也会对记忆内容产生影响。例如，人们在低沉失落的状态下趋向于更多地报告悲观记忆，在躁狂兴奋状态时会回忆更多他们个人成功的事件（Putnam，1997)。Sahakyan 和 Keley（2002）通过采用定向遗忘任务研究健忘症和上下文改变提出情境影响记忆理论。Sahakyan 和 Keley 认为定向遗忘任务记忆成绩的差异，可以根据遗忘组被试任务系列的变化来解释。“遗忘组”被试的指导语是要求被试遗忘系列 1，验证情境与遗忘系列 1 不同，更符合遗忘系列 2。对于“记忆组”被试，两种系列之间没有差异，验证情境两种系列是相似的，需要在实验中间创造更长的休息间歇。

这个理论获得了认知研究的验证，但 Sahakyan 和 Keley 的理论(2002）没把他们的研究结果扩展到创伤记忆领域。儿童被虐后引起的分离和定向遗忘范式条件很相似，如何把遗忘假设和情境结合起来去解释创伤性记忆分离呢？大部分的日常生活情境与发生虐待时的情境都有较大差异，虐待一般发生在私人性的、秘密性的夜间情境。因此，情境不匹配使得受害者不太可能回忆被虐情况，如果放在相似的情境中，情境可能就被更有效地重新编码，回忆也就更容易（Sahakyan & Keley，2002）。

然而，这里有一个问题，就是状态依赖记忆不太可能成为DID中健忘症的主要解释，因为DID里的健忘症看起来比状态依存的遗忘更严重（Brower，1994），尤其是在再认情境中，这种状态依存记忆只是加强了某种情况的自由回忆。

2.3.1 基于大学生被试的分离信息加工研究

采用非临床诊断性的大学生为被试进行研究，结果表明，注意、记忆、分离之间的相互作用显著，但非临床诊断被试的结果是否适用于实际受虐个体的记忆和经验还是一个问题。这些研究为研究分离的优势和认知过程提供了一个有趣的视角。Freyd，Martorello，Alvarado，Hayes和Christman（1998）发现，高分离个体表现出更强烈的Stroop干扰效应，在标准的选择注意Stroop任务上并非全部反应时间都延迟，当刺激全部是中性词或者使用亲属称谓词时没有反应时间延迟的Stroop效应。DePrince和Freyd（1999）发现，Stroop任务上的成绩与任务的注意要求有关，如高分离个体（DES＞20）在注意选择任务中表现得更差，而在分配注意任务中却比低分离个体（DES＜10）表现得更好；高分离个体比低分离个体对性创伤词汇回忆得更少，但能回忆起比较多的中性词汇。这个结果表明，非病理性的分离可能是信息加工过程独特的形式。

DePrince和Freyd（1999）的研究结果在4～5岁之间的儿童样本上得到了重复验证（Becker-Blease，Freyd & Pears，2004）。被试为48个没有虐待报告的儿童和20个有被父母虐待经历报告的儿童。与DePrince和Freyd的研究结果相反，Becker-Blease和他的同事发现，仅仅是分离水平并不能预测记忆分数，不管是选择注意条件还是分配注意条件。而虐待经历和分离分数一起是可以预测记忆成绩的。对比两组，8 个高分离分数有被虐待经历的儿童，30 个低分离分数没有被虐待经历的儿童，DePrince 和 Freyd 提出，在分配注意条件下，有虐待经历的高分离组比没有被虐待经历的低分离组对创伤性图片记忆更少（Becker-Blease，Freyd & Pears，2004）。这个发现为虐待后个体会发展出某种独特的注意形式（包括分离和记忆差异）的观点提供了支持。

另一个分离和注意定向研究中被试为 105 名女大学生（Wakker，Quinton & Watson，1995）。根据 DES 的平均数把被试分成高分离组和低分离组。在选择注意任务中有中性词和威胁性词，高分离组对于威胁性词的反应比低分离组反应更慢，尽管他们对那些单词的感知是一样的。因此，这种影响主要是高分离个体的高分离水平所致，并非“病理性”分离，因为任何 DSM 诊断的被试都被他们排除在分析之外。

De Ruiter 的研究支持 DePrince 和 Freyd（1999）的结果，De Ruiter和他的同事发现，大学生被试人群的高分离个体不管是在选择注意还是分配注意上都有优势，研究中低分离个体没有反应时上的优势，他们对负性词语的整个反应成绩都比高分离个体差（De Ruiter，Phaf，Veltman，Kok & Van Dyck，2003）。和 DePrince 和 Freyd 一样，他们的研究支持分配注意使高分离水平个体有不同的适应性。

在另一个大学生被试研究中，高分离个体的词汇工作记忆加工明显长于低分离个体（De Ruiter，Phaf，Elzinga & Van Dyck，2004）。这种差异可能是由于高分离组有一些高分离或者病理性的分离个体所导致；这种优势与身份混淆、健忘症更加具有一致性，而非同化。Veltman 和 De Ruter 等（2005）发现高分离个体在两种工作记忆任务上成绩优于低分离个体，此外，高分离个体在任务期间比低分离个体新增的相关脑网络要多。

同类研究运用不同的方法研究分离的信息加工。研究采用定向遗忘范式，仍然以大学生为被试样本。DePrince 和 Freyd

(2001) 发现和他们之前的记忆研究结果一致。在分配注意控制条件下，高分离个体比低分离个体回忆较少的创伤词，但回忆中性词却较多，这种差异在项目法的定向遗忘范式中要求记住的条件（TBR）是存在的；高低分离个体在要求遗忘（TBF）条件下记忆成绩没有差异。研究者认为，高分离性阻止加工创伤性信息只是在被试无法忽略创伤刺激的情况下才发生。分配注意下的分离在后来定向遗忘范式系列法中又再次被验证（DePrince & Freyd, 2004)，后来的研究又分析了二者的交互作用（DePrince, Freyd & Malle, 2007)。

这个结果似乎和另外两个也是运用定向遗忘范式项目法的研究结果相矛盾（Elzinga, De Beurs, Sergeant, Van Dyck & Phaf, 2000)。在第一个实验，35 名大学生根据 DIS - Q 的平均分数被分成两组，即高分离组和低分离组，当呈现中性词时，两组被试在定向遗忘任务上的成绩没有差异。实际上，只是运用 15 个最高分离被试和最低分离被试的成绩，高分离被试显示出在定性遗忘能力上的减弱，不太能够忘记 TBF 词汇。在接下来的实验中，被试是 43 个大学生，也被分成高低分离两组，还有 14 个分离障碍病人。在这个实验中，性词汇和焦虑词汇也被加入到中性词汇里。这次，病人组表现出忘记 TBF 词汇的能力减弱，尤其是和性有关的词汇。所有的结果表明，高分离学生和诊断为病人的被试记忆测验上的成绩好过低分离学生（Elzinga et al., 2000)。这些实验都是在选择实验任务下进行的，因此，从第一个实验开始，高分离水平的个体一直没有丝毫优势，DeFrince 和 Freyd 发现，高分离个体只有在分配注意任务上有一定优势。然而，另外的结果就更有点令人疑惑了，这提示未来研究需要更严格地控制变量以及分析实验的各种条件。

2.3.2 基于临床 DID 被试的分离信息加工研究

Dorahy 和其同事对临床 DID 被试做了一个截然不同的信息加工模式研究，他们研究了认知抑制。认知抑制是指为了释放更多的注意资源关注相关的刺激信息，无关刺激或者干扰刺激被抑制或被忽略的程度。最开始的实验研究 DID 的抑制功能是运用中性词作为干扰词，结果显示，DID 被试比一般的人群和精神病群体反应更慢，而且 DID 被试比一般的人群在抑制功能上表现得更弱（Dorahy，Irwin & Middleton，2002）。然而，在随后的两个实验中，他们把词汇干扰刺激改成了数字，DID 被试没有表现出比一般人更低的抑制功能。所有研究中的 DID 被试都正处于恢复期，他们都正在处理创伤性记忆分离引起的情绪问题。

最后一个研究运用比较组，通过性别匹配研究以上三组的差异，尤其是 DID 是否存在认知抑制（Dorahy，Middleton & Irwin，2005）。作者认为，最初研究中使用词汇刺激可能引起了 DID 被试额外的焦虑感，而对普通被试则没有这种影响，因为确实有被试报告他们一直在试图调整不受到中性词引发的自由联想的影响。因此，这种焦虑减低了 DID 被试有效过滤干扰刺激的能力，但另外两个实验用单个数字作材料却没有出现这些问题。因此，最后研究运用数字和词汇处理，使实验情境由中性词刺激变成负性刺激。DID 被试在负性情境中比抑郁被试和一般人群控制组报告了更多的焦虑感。DID 被试显示出在负性刺激上的认知抑制减少，而在中性刺激上则没有这种特点，对于其他两组被试，中性词和负性词情境都没有影响到他们的结果。此外，DID 被试也表现出了注意偏向，对负性词的反应变慢，而对中性词则没有。这个结果在其他两组中没有出现（Dorahy et al.，2005）。实验支持了焦虑对高分离个体的加工信息能力产生不同影响的理论。

进一步研究中，Elizinga 和他的同事把 12 个 DID 病人分为组内和组间，被试能根据要求转换（Elzinga，Phaf，Ardon & Van Dyck，2003）。刺激是中性词和性创伤词。与被试报告的交互身份健忘症一致，在同样的转换中验证了他们读过的词汇比在跨组间转换回忆了更多的词汇。总体上，被试回忆的创伤性词汇多于中性词汇，研究控制在选择注意情境下。研究结果也与先前研究的结果一致，作者发现，当进行组内转换验证时，被试就不能遗忘 TBF 词汇；然而，当跨组间验证时，定向遗忘就起作用，因此 TBF 词汇比 TBR 词汇被回忆得更少。作者认为组间转换表明，DID 病人会运用策略阻止不想要的信息的通达（Elzinga et al.，2003）。

另一个分离和信息加工的研究表明，DID 被试记忆的组织方式可能有功能上的不同。一个研究中（Barlow，under review），DID 被试表现出回答包含恐惧内容故事的细节性问题的能力弱于回答中性故事细节，这种能力减弱在学生比较中没有出现。DID 被试回顾故事主旨的能力没有受到情绪的影响。这个结果和 DID 被试的口头报告是一致的，他们报告说他们受到恐怖故事的干扰，根本没注意到细节，因为他们要么通过“抽离”，试着不作变换，要么通过内部言语（Barlow，under review）进行积极的转换。Putman（1994）认为在转换过程中，被试观察刺激的能力、学习能力和形成新记忆的能力都会受到影响。

内隐和外显通达系统的差异也被认为在分离中具有一定作用（Siegel，1996；van der Kolk & Fisler，1995）。van der Kolk 曾提出，意识狭窄和布洛卡区受损可能是创伤性记忆提取困难的原因之一，创伤性记忆没有通过词汇的方式被编码储存，因而难以通达。

在一个有 30 个被试的研究中，1/3 的被试报告了儿童时期事件的健忘是非创伤性的但却具有情绪性意义（van der Hart，Bolt & van der Kolk，2005）。DID 被试不仅报告了碎片结果和创伤记忆的感觉回忆，而且出乎意料地也报告了同样类型碎片和体觉记忆对于非创伤意义的事件。作者提出，分离的一个关键特征是感觉信息和自传体记忆整合的减少，这可能由于海马受损所致（Van der

Hart et al. , 2005)。

2.4 DID 理论与临床评估

分离性障碍中具有代表性的是“分离性身份识别障碍”(DID),以往被称为多重人格障碍(MPD),其在DSM-Ⅳ中的定义为:在同一个个体身上存在两种或两种以上不同的身份或人格状态,这些不同的身份反复地控制着患者的行为。患者不能回忆重要的个人信息,其程度无法用通常的健忘来解释。

DID在美国比较突出,近30年来,美国报道的DID病例数不断增多,对DID的认识和研究也不断得到发展。而在中国,由于CCMD-3(《中国精神疾病分类方案与诊断标准》第3版)中没有单独列出DID这一疾病单元,因而,对此病症的有关病例报道较少。在典型病例中,每一个身份或人格都有各自的名字、性格特征、生活史,各人格之间似乎并无“交流”,处于一种人格时,患者无法回忆其他人格及在其控制下发生的行为。通常认为,这种分离现象与幼年时期的(性)虐待等心理创伤体验有关,但也有学者对此持否定观点。在北美,MPD病例呈爆发性增长态势,这是在传媒的作用、诊断医师认识的变化、社会对儿童虐待关注程度的提高等社会背景下出现的新问题。

2.4.1 DID 形成的相关理论

许多研究表明,DID的发展始于童年期(极少起源于成年期),它是多种因素相互作用的结果,包括创伤性生活事件(尤其是受虐)、成长过程中防御能力的习得、逐渐积累的不良环境、分离性素质(包括无法在意识中将个人的记忆、知觉和身份统一,某些遗传因素)、缺乏外部支持等。此外,DID患者易被催眠的特质与分离性素质密切相关，也被认为是所有分离性障碍（包括DID）的患病因素之一。

2.4.1.1 心理动力学派的观点

在对DID形成机制的解释中，心理动力学派的观点影响深远。研究者普遍认为，DID是一种防御的症状群，创伤、冲突和缺陷均在DID的形成中起作用，其中创伤起了决定性作用。患者使用分裂（splitting）和分离的防御方式来保留“好的自身”和“好的客体”，分离了不相容的心理内容。分离的同时，也意味着除去感觉或认识的某些方面，或者说它意味着意识状态的改变，患者以此除去意识中某种事件或情境。

2.4.1.2 心理发展理论

Kluft和Putnam从儿童心理发展的角度来解释DID的形成（如图2-1所示）。他们认为：①在分离的初级构建阶段，创伤性经验（尤其是严重的反复性创伤）给儿童造成了经验上的极端状态，导致儿童使用分离的防御方式，儿童身上离散的个人化“行为状态”同时得到发展。离散的个人化“行为状态”是儿童使用分离防御方式的结果，它们发展起来之后，就能封存那些无法忍受的创伤性记忆和情感，减轻它们对全部心理发展的不利影响，维系儿童与照管者之间的关系。另外，“照管者与儿童之间受损的依恋与抚育”进一步破坏儿童整合跨情境经验的能力，从而加剧了分离。②在分离的次级构建阶段，那些离散的“行为状态”经过发展性与象征件机制长时间的不同作用，便形成了各具特性的替身（即分离性身份），儿童以此就能管理和应对各种生活事件。这一阶段对于DID的形成非常关键。③此后，替身随着年龄的增长而各自脱离并不断发展，最终形成DID。

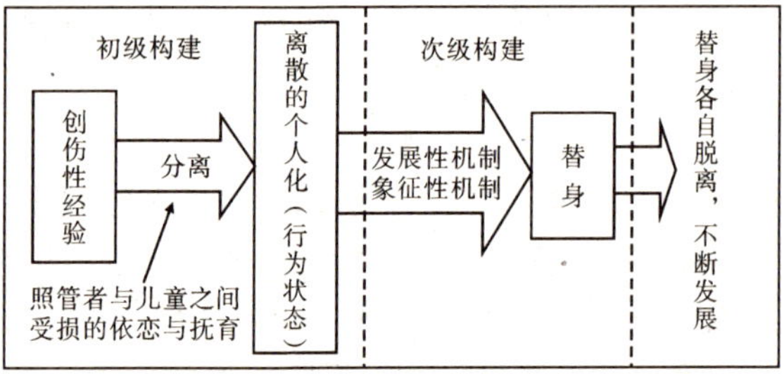

图 2－1　DID 的形成机制：分离性身份的发展

（资料来源：王铭，江光荣. 分离性身份识别障碍的心理病理机制和临床评估. 中国临床心理学杂志，2007，15（4）：427）

2.4.1.3　依恋理论

Liotti 根据 Bowlby 的依恋理论，提出“依恋紊乱”（attachment disorganization），它是分离发展的第一步。依恋紊乱是指当父母变得危险或具有威胁性时，儿童依恋系统的一致性受到损害甚至崩溃。Liotti通过回顾以往关于创伤、依恋（尤其是早期依恋）和分离性障碍的研究，运用“成人依恋访谈”来探讨三者的关系，并解释创伤相关障碍的形成（如图 2－2 所示），包括 PTSD、分离性障碍和边缘性人格障碍（borderline personality disorder，BPD）。图 2－2 中，依恋系统反映了“照料—寻求”的关系，是个体寻求重要他人保护与抚慰的一种内部倾向系统，通常因生理或心理创伤而激活，贯穿于人的一生。内部工作模型（internal working model，IWM）是一种认知结构，它基于对过去依恋情形中人际互动的概括性记忆，对儿童将来的依恋需求进行预期。儿童早期的 IWM 是一种隐性记忆的结构，不需要借助语言或意识来运作；IWM 随着年龄的增长逐渐变得显性——受意识操作。“戏剧化三角”是一个隐喻，是指依恋紊乱的儿童在创伤性情境中根据戏剧化的三个基本角色（即迫害者、救助者和受害者）对依恋情形与自我之间的关系所进行的分析，反映了儿童矛盾情绪的建构。图 2－2 表明，创伤作用于儿童的依恋系统激活了先前存在的一个关于依恋紊乱的IWM，导致（隐性记忆中）“戏剧化三角”的情绪性转换（比如，将自我从一个受害者的角色转换为一个救助者），从而造成了分离性经验和情绪的不规则。随后，在不同的附属性危机因素（如遗传、气质、早期创伤的严重程度等）的作用下发展出PTSD、分离性障碍和BPD。

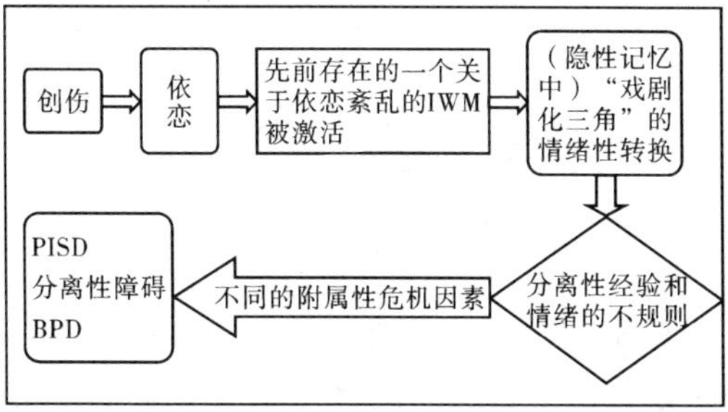

图2-2　DID的形成机制：依恋理论的解释

（资料来源：王铭，江光荣．分离性身份识别障碍的心理病理机制和临床评估．中国临床心理学杂志，2007，15（4）：427）

此外，Thomas在理论研究和治疗实践的基础上提出了关于儿童受虐长期影响的“人际保护理论”，并引用IWM的概念解释了分离性障碍的形成机制与治疗方法。他认为，童年受虐破坏了儿童的安全依恋，使得儿童在至关紧要时得不到照管者或照料者的保护，从而缺乏培养自我防御策略的行为模板。儿童因此无法形成有效的IWM，于是在应对人际侵犯与内心自责时存在困难，长期下去，便形成了分离性障碍。

最近几年研究发现，MPD（最严重的分离障碍）在临床上出现的比例越来越高，占2.4%～11.3%，此外具有明显分离性症状的精神障碍发生率也较高，如急性应激障碍。这些都表明，分离性障碍在人群中有广泛的发生基础，而分离性障碍是许多精神疾病的一个重要过程。

2.4.1.4 人格结构性分离理论

Helga Matthess 提出的人格结构性分离理论认为，和创伤相关的障碍通常会使人格分离为两个不同的部分：第一部分是情感部分（emotional parts，EP），这一部分受到如何从威胁中幸存下来的行动系统的调控，从而固定地附着在创伤记忆上；第二部分是表面上的正常部分（apparently normal parts，ANP），这一部分受到日常生活以及种群存活的行动系统的调控，从而回避与创伤相关的线索。

2.4.2 DID 的临床评估量表

美国精神病学会 1994 年将 DID 放入分离性障碍大类中，在 2000 年出版的 DSM－Ⅳ－TR（DSM－Ⅳ，Text Revision）中，DID 的诊断编码为 330.14。但是，近些年来研究者对于 DID 的诊断标准存在争论：一些研究者建议发展出一套多元综合的标准，以更加准确地描绘 DID 患者典型的多样症状；其他一些研究者则认为当前的标准已足够充分；还有一些研究者建议将分离性障碍重新定义为“创伤障碍连续谱”（trauma spectrum disorder），强调其与创伤性情境的密切联系。

在对 DID 的临床评估中，当前共有三类测评工具：临床医生主持的结构访谈、临床医生评估量表和自陈式量表。在这里，我们主要介绍几种常见的 DID 自陈式量表。

对于 DID 的测评，目前有 6 种发展比较成熟的自陈式量表，分别为：分离经验量表（The Dissociative Experiences Scale，DES）、分离问卷（The Dissociation Questionnaire，DIS－Q）、分离经验问卷（The Questionnaire of Experiences of Dissociation，QED）、20 问躯体性分离问卷（The Somatoform Dissociation Questionnaire－20，SDQ－20）、分离多维量表（The Multidimensional Inventory of Dissociation，MID）和分离综合量表（The Multiscale Dissociation Inventory，MDI）。一些人格量表（如罗夏墨迹测验、MMPI 等）能

够有助于理解 DID 患者的人格结构，也能对 DID 症状进行评估。以下简要介绍 DES、DIS－Q 和 MID 三种主要的量表。

DES 是对分离性症状进行测评的最早、最成功的自陈式量表，现已从最初的英语版翻译成多种语言版本。DES 共有 28 个项目，其评分可以是连续性计分（原始版），也可以在 11 点 Likert 量尺（0～100）上计分（修订版）。DES 主要用以评估入神、想象性卷入、人格解体、现实感丧失和遗忘等症状。大量研究显示，DES 具有很好的信效度。

DIS－Q 由荷兰学者研发，是欧洲的临床医生和研究者常用的测评工具。DIS－Q 由 63 个项目组成，在 5 点 Likert 量尺上计分，用以评估四种症状：身份认同混乱和分裂、控制感丧失、遗忘和入神。研究表明，DIS－Q 具有很好的信效度，与 DES 之间也有着高相关。

MID 由 218 个项目组成，一共包含 23 个分量表（每个分量表包含 3～12 个项目）。研究表明，MID 也具有很好的信效度，全量表有 12 个一阶因子和 1 个二阶因子（即分离）。并且，MID 是目前唯一具有效度量表的自陈式量表。

2.5 小结

大量研究证实，早期的创伤性生活事件，尤其是儿童期躯体虐待、性虐待（多为乱伦）、亲人或密友的死亡，以及目睹创伤性事件或死亡，是罹患 DID 最重要的环境因素。可以说，早期创伤对于 DID 的形成起着“孕育作用”。个体运用分离这一防御机制来应对早期重创（包括依恋紊乱），由此便形成了离散的个人“行为状态”、内部工作模型（IWM）、“情绪性人格”（EP）和“表面正常的人格”（ANP）等功能性的人格部分。随着时间的推移，这些人格部分得到了不断的发展，并在个体继续经受创伤，或遭遇新的与早期创伤相联系的、无法逃避的创伤时，最终形成了应对生活的各种分离性身份。在对 DID 心理病理机制的解释上，“防御”这一概念有着重要的地位，DID 甚至可以说是防御的最终结果。IWM 概念和“结构性分离”理论的引入，使得研究者对 DID 的心理病理机制的认识更为清晰。并且，由于修通早期创伤是治疗 DID 的核心任务，“结构性分离”理论对 DID 形成机制的解释能够让治疗师对“创伤—人格分离”的关系有更为丰富的理解。

另外，由于早期创伤通常是经患者回忆而得，其真实性引发了不少争议。现有的临床研究一般支持儿童期创伤与分离症状之间的联系，但仍有少数研究者质疑早期创伤的真实性。对此，一些专业性研究机构（如美国精神病学会）近年来先后发表了声明：关于受虐的精确记忆可能长期被遗忘，只能在很久以后才被回忆起来。有研究者因此呼吁，DID 患者受虐记忆的遗忘机制需要更深入的研究。van der Hart 等研究者发现，遗忘了早期创伤事件的 DID 患者报告说，他们的回忆最初是基于体感闪回（somatosensory flashback），即躯体感受的瞬间重现。我们认为，该结果对于深入研究 DID 的心理病理机制很有价值。

分离一直与创伤性暴露有关（Putnam，1997），其中涉及一些基本认知功能的改变。被虐创伤性理论认为，从意识中分离出来的信息通过形成个体依恋系统从而威胁信息的调节（Freyd，1994，1996，2001）。分离是各种障碍上都表现出来的很重要的临床结构，系统地理解分离，进而发展出有效的治疗具有重要的临床意义和实践价值。

儿童和青少年的精神疾病有相当高比例会出现分离性症状。目前有研究表明，分离性症状在性虐待或其他类型虐待的儿童身上为 19% ~73%，住院的青少年人群范围是 23% ~45%。过去，在儿童和青少年的精神病治疗中，分离常常被错误诊断，如果处理不当，分离性症状甚至会被忽略。因此，恰当的评估对他们的临床治疗非常重要。

目前，分离的研究不但是临床研究者也是认知主义科学家都很感兴趣的课题，但对其机制研究还需进一步扩展。

3 心理创伤理论

早期系统地提出心理创伤理论的是精神分析学派代表人物弗洛伊德和荣格，弗洛伊德提出心理创伤主要包含三个成分：童年早期经历的事件，青春期后期经历的事件及后期经历事件触发的对早年事件的记忆（Freud，1937）。弗洛伊德不关注创伤事件本身，而是强调创伤性记忆，他对创伤概念的理解来源于严格的线性、时序性模型。

荣格赞同弗洛伊德讨论的创伤的意义维度，无意识幻想和无意识焦虑。弗洛伊德和荣格都强调潜在的无意识幻想的创伤性作用，借以反对更流行的“脑损害”理论。他们都发现病人常与无意识幻想交流，病人很难区分现实和幻想，这使得创伤变得更具伤害性。他们都同意幻想和外在心理创伤产生的结果是一样的，外在创伤结束后，内在创伤却走得更远（弗洛伊德后来称之为“重复性冲动”）。

3.1 经典心理创伤理论

有人认为精神分析理论起源于对心理创伤的研究，19世纪末期，“创伤性癔症”出现在弗洛伊德的研究中，从此，创伤就在心理学并在随后的精神病学中有了它的地位。

3.1.1 弗洛伊德的诱导理论

精神分析对创伤的理解在关注真实的事件、个体的冲突，尤其是性和暴力的同时，也重视个体的内在幻想，而且随着精神分析理论中客体关系理论和亲附理论的发展，客体关系的质量和情感剥夺也进入了精神分析范畴中的创伤学，所有这些一起构成了创伤研究的基础。

在弗洛伊德早期理论中，歇斯底里的发作被看作是由滞留在内心的难以忍受的过去创伤经验的痕迹引起。虽然后来他放弃了这种观点，把研究重点从实际创伤作用方面转移到了压抑的愿望和本能方面，但他并没有完全否定创伤事件在某些病症中的作用，对于这一类病症他用“创伤性神经症”（traumatic neurosis）这个术语来称呼。他这种理论在之后几十年的盛行，在很大程度上影响了创伤事件和儿童创伤的研究发展，因为他的理论认为，创伤来自童年的性幻想和伦理道德的冲突，而外在创伤事件在其中不占有什么位置。弗洛伊德强调创伤中最重要的是情绪因素，因此他不看中创伤事件的重要性，他认为任何强烈情绪的反应都会导致创伤发生。

弗洛伊德认为，持续的创伤反应反映了创伤事件与童年时期被压抑的冲突之间的一种联系，并且表现为个体努力防止在意识上觉知这些事件。他把创伤引发的情绪剧变看作是创伤性神经症的根源，遭受的创伤愈强烈，一个人愈加无法从意识上表达它，而个体的无准备性又导致了这些刺激对机体防御机制的冲击和破坏。

弗洛伊德不关注创伤事件本身，而是强调创伤性记忆，他对创伤概念的理解来源于严格的线性、时序性的模型，在现在看来失之偏颇。

弗洛伊德早期的研究工作中，诸如阿基里斯简的个案报告表明，通过催眠诱导出“the second”（第二性），由“daimon”（恶魔）控制意识的一种改变状态，能够获得治愈的结果。但是这些治愈的动力机制没有被理解。通常，人们认为精神病人的双重自我来自一些大脑遗传性“损害”或者病人的一些精神病理的虚弱。因此，不激起能够治愈病人的恶魔，治疗是没用的。

弗洛伊德早期非常注重实际创伤事件的致病作用。后来，他转而关注儿童内心的冲突，他认为父母或抚养者对儿童的忽视或不良的家庭环境会造成儿童内心的冲突得不到合理的解决，导致儿童不能够发展形成健康的心理和人格特征，这对于儿童同样是一种创伤。

当弗洛伊德应用催眠技术治疗歇斯底里病人时，他开始从细节上引导出他们的故事，并提出了创伤的第一个心理分析理论，更重要的是，他发现了心理现实性的本质。弗洛伊德发现，在他病人的歇斯底里症状的背后，潜藏着一些处于“被扼杀”状态的痛苦情感，这种情感与一种在意识中被切断的记忆相关。这种被扼杀了的情感记忆被弗洛伊德称之为“第二心理群”（second psychical group）的核（Freud，1894）或者“观念的下意识情结”（sub-conscious complex of ideas；Freud，1893）。如果这个核形成在“创伤时刻”（at a traumatic moment；Freud，1894），那么相似类型的印象再发生时，就成为创伤重复发生的问题点。一般的治疗通常是不成功的，除非最初的一刻和与那刻有联系的情感一起被通达。弗洛伊德说，“歇斯底里者忍受的主要是往事回忆”（Freud，1893）。

对什么是“往事的回忆”，什么是“创伤一刻”和“被扼杀的情感”，弗洛伊德毫无疑问把“这一刻”考虑为“创伤”。“在我所有分析的个案中，”他说，“来访者的性生活导致令人痛苦的情感”（Freud，1894）。1896 年，弗洛伊德提出更明确的论述：“我因此提出在每个歇斯底里个案后面的主题，都是有过一次或者多次未成熟期的性经历……我相信这是一个很重要的发现，神经病理学的尼罗河之源似的发现。”

弗洛伊德提出“创伤”导致了心灵的伤害（自我的分裂），并把“第二心理群”看成抵抗治疗的来源。

弗洛伊德早期的探究很快遇到了各种阻碍。首先，很多创伤性病人拒绝被实施催眠，并用各种其他的方式抵制分析师为获得他们的创伤资料所做的努力。其次，弗洛伊德发现他的一些病人在治疗中被发泄的是创伤性虐待的幻想，而非实际的创伤性诱惑。在 1898 年写给 Fliess 的信中（Freud，1954），弗洛伊德抱怨，“最初我定义‘神经症’的病因太过狭窄；这其中所具有的幻想远远超过我最初的想象”。

这并不代表他对诱导理论的“丢弃”，如同 Masson（1984）在他的各种论文中所坚称的，相反，它表达了弗洛伊德不断增加对客观创伤本身如果没有更深层精神的参与是否会导致神经症的一种怀疑，尤其是如果没有无意识幻想，以及无意识焦虑相关水平的参与。弗洛伊德这里探求的是心理因素而非创伤本身导致心理分裂这个事实，是创伤所包含的恐惧意义导致个体最后形成的分离。弗洛伊德推断，可能在各种无意识幻想中都存在一种原子核或者隐藏所有神经症的“情结”（Kerr，1993）。

弗洛伊德在他的小汉斯的个案中提供了最清楚的证据。他发现这个小病人在性外在的情感上，嫉妒母亲而愤怒地把父亲作为“对手”——俄狄浦斯的神话中表达的主题，俄狄浦斯被弗洛伊德作为一种普遍的创伤类型。根据这个神话，父亲对小男孩玩弄阴茎的责骂没有构成创伤；这种责骂意味着阉割威胁产生创伤性焦虑；正是基于无意识幻想的焦虑导致心灵的分裂。因此，重点在于精神的现实性。外在创伤性的事件本身不再被看作致病源，而是它的内在表征——情感，或者扩大的意义被作为精神病症的来源。

弗洛伊德的追随者发展了对创伤的理解。Bion 发展了 Klein 的观点，他对创伤的三个基本假设更强调偏执—精神分裂状态与抑郁状态之间的交互作用。Hopper 又发展了 Bion 的观点，他指出个体为防御创伤性体验的严重焦虑和相关的无助感和羞耻感而发展出了嫉妒，这种嫉妒又在分裂破碎和融合混乱的两极之间来回摇摆。

3.1.2 荣格的情结理论

荣格完全赞同弗洛伊德所做的努力，包括在讨论创伤时的意义维度、无意识幻想和无意识焦虑。无意识的意义对荣格是非常重要的，即使是在荣格与弗洛伊德关系最后决裂的 1912 年，荣格仍然坚称这种一致性，他在 Fordham 大学的演讲中说：

> 有许多，许多……在儿童期或成人后经历创伤的人并没有变成神经症……（反之其他的也如此）。这个发现，某种程度开始会令人迷惑，儿童期性创伤在病源学上似乎没有意义了，现在似乎与现实中是否曾真的发生过创伤没什么关系了。经验告诉我们幻想恰恰是如真实创伤一样的一种创伤性的结果。
>
> （荣格，1912a：216 ~ 217）

在当代心理分析的历史中，无论弗洛伊德还是荣格都强调潜在的无意识幻想的创伤性作用，他们都反对流行的“脑损害”理论。两个人都去观察他们的病人对创伤性事件的记忆和与无意识幻想的交流，病人很难区分现实和幻想，这使得创伤变得更具伤害性。二者都认为，外在创伤本身（通常）并不能解释它所激发的对心灵的深刻影响，要使这种影响能被理解就必须加入幻想的元素。但什么是幻想呢？在这个问题上弗洛伊德和荣格并没有达成一致。大约 80 年后，我们对此的理解依然有些凌乱，但我们都不得不承认，幻想是分离的一部分。

荣格在 1907 年和弗洛伊德相遇前，基于“被扼杀的情感”曾探究过他自己关于弗洛伊德“第二心理群”的观点。荣格的方法是词语联想测验，通过对刺激词系列的自由联想测试，他研究了内在因素导致正常自我功能的混乱。荣格发现，被试正常的自由联想通常受到各种情感因素的阻滞——“情绪化的情结”。当荣格进一步把这些词集合到一起，他们显露出一个共同的主题，但这个主题绝不是通常意义的性欲。实际上，被试对指向性情结的所有词语都有延迟性的反应，不过这里还有很多其他的情结，包括自卑情结、能量情结、父母亲情结，或者对某个特定的内疚行为的情结。

他不再像弗洛伊德一样对发现创伤性神经症后的“普遍的”核心情结感兴趣，而是继续对分离状态“被扼杀情感”进行探究，以及对许多相似创伤经验的不同个体的故事和幻想进行研究。荣格后来的力比多理论是多元的，并不只是指本能的俄狄浦斯情结。在荣格方法论中，他确信性是通过无意识幻想解决自我发展问题（创伤）的途径之一。

从这些发现中，荣格发展出了一个从心理分离到许多不同情结的多元模型，每个情结都包含一个核心的主题或意象性原型，这些原型意象定义了更深的无意识层面，它们具有“超自然”特征。荣格最初认为人格是分离的，后来他发现心理是有情结的，而情结不仅有分离性，也有聚合性。或者说，弗洛伊德强调的是人格的纵向分离，而荣格则强调人格是横向分离形成的情结。

荣格认为，对创伤经历的正常的心理反应是从受伤的场景中退缩，如果退缩是不可能的，那么自我的一部分就必然退缩。因此，人格的很多部分若整合进自我就必须分离。分离是抵制潜在的心理损害常见的心理防御方式，荣格在他的词语联想实验中做了详细阐述（荣格，1904）。分离是个体因为适应的需要所采取的一种心理策略，通过分离，个体把不能忍受的经历分配到身心的各个部位，尤其是身心的“无意识”层面。这意味着意识的诸多元素（如知觉、感觉、意象）不能被整合，经历本身就变成非连续性体。这样，牺牲了的内心世界以某种意象形式聚集为一种“情结”。

弗洛伊德和荣格对心理创伤理解的共同之处是，他们都强调内在心理创伤的影响大于外在创伤，无意识幻想在处理创伤时具有积极作用。但弗洛伊德更多的是强调本能，即创伤是由于被压抑的性所导致，荣格的理解则更为宽泛，他研究各种创伤所形成的情结，荣格在对创伤的理解上更为深远。

不论何种理解，心理创伤最后都导致个体采用分离的方式去压抑或遗忘创伤本身带来的痛苦。对于经历过难以忍受的痛苦创伤的个体本身，分离的心理防御允许外在的生活继续前进，却以牺牲内在世界为代价。外在的创伤虽然结束了，它的影响似乎也被个体“遗忘”了，但创伤所导致的个体心理后遗症却继续存在，并对内在世界不断产生影响。

3.1.3 其他精神分析学派的理论

3.1.3.1 埃里克森的观点

埃里克森认为，创伤摧毁了个体的安全感，其持续时间的长短受重新认知和理解创伤所需时间的制约。假如个体能有效地将创伤在意识中整合、认知和重构，积极回归现实生活，心理危机就能得以解决。现代理论认为，受创伤者的发展水平和可利用的自我资源，对于其体验创伤的方式以及会产生哪些症状都是非常关键的。因此，精神分析理论学家和临床医生普遍关注受创伤者认识和承受伤害的能力，并积极探索有效的方法来帮助他们发展适宜的应对机制，从而创伤中获得成长。

3.1.3.2 认知—行为理论

认知—行为理论最先受到学习理论的影响。莫勒指出，恐惧是通过经典性条件作用而习得的，即一个中性刺激通过与厌恶刺激相结合而使人产生恐惧。用此理论解释PTSD，意味着创伤时存在的中性刺激物通过与被刺激后的反应之间建立的联系引发了恐惧，并且由于泛化作用和次级条件作用，凡是与受创时存在的刺激相似的其他刺激也能引发恐惧。回避行为是通过操作性条件作用建立起来的，即一个人能学会使用回避或逃避行为，不再对刺激感到恐惧，从而降低与创伤有关的焦虑。此外，认知理论也直接影响着认知—行为疗法。认知理论认为，正是一个人对事件的解释而非事件本身构成了情绪反应的基础。因此可以认为，人们之间正是由于对同一事件的解释方式不同，最终引发了不同的情绪。

3.1.3.3 心理生物学理论

这一理论认为，PTSD是个体对刺激的自主反应调节机能的失效，具体表现为患者活动过度或表情木然。PTSD患者的反应过度可通过心率、皮肤导电和血压等生理指标来测定，它们是对创伤事件刺激物的反应。研究还发现，PTSD患者会出现神经激素的变化以及奇特的脑异常症状。

3.1.3.4 五大领域模式

这是近年来一些心理学者基于自我发展理论所提出的对精神创伤后个体心理的较新解释，它整合了自我心理学、客体关系理论、人际关系理论和社会认知理论，认为创伤破坏了心理需要的五大领域，即安全、信任、控制、尊重、亲密关系，也破坏了个体对自身和他人的认知模式，因此强调认识深层的改变。这个模式重视创伤后个体对事件的解释和重构，对前面的理论有继承也有发展，五大领域在团体治疗中均可获得较好的满足。

3.2 现代心理创伤理论

尽管很多研究都表明，分离趋势在创伤幸存者身上明显偏高，包括那些有创伤外在证据的一些研究（Bremner，1992；Carlson & Rosser-Hogan，1993；Marmar，1994；Putnam & Trickett，1997）。虽然目前有不少研究证实了分离的认知基础和分离障碍的一些线索（Eich，Macaulay，Lowenstem & Dihley，1997；Hilgard，1986；Kihlstron，1992；Kihlstron，Tataryn & Hoyt，1993；Litz，1996；Nissen，Ross，Willingham，Mackenzie & Schacter，1988），但是，在认知水平上，分离并没有得到很好的理解。目前，创伤性分离的研究者们围绕着创伤性分离的有关注意和记忆的认知性问题，提出了几种比较有代表性的理论：人格结构性分离理论、背叛创伤性理论、回避编码假说、恐惧网络假说以及与对威胁性信息回避有关的警戒—回避假说等。

3.2.1 人格结构性分离理论

Helga Matthess 提出的人格结构性分离理论认为，和创伤相关的障碍通常会使人格分离为两个不同的部分：第一部分是情感部分（emotional parts，EP），这一部分受到如何从威胁中幸存下来的行动系统的调控，从而固定附着在创伤记忆上；第二部分是表面上的正常部分（apparently normal parts，ANP），这一部分受到日常生活以及种群存活的行动系统的调控，从而回避与创伤相关的线索。这一理论认为，对于出现创伤相关的分离障碍的病人来说，他们的人格分离是与他们缺乏整合能力密切相关的。人格的结构性分离理论预测，对于切实存在的并知觉到的威胁线索，ANP 和 EP 会有不同的心理—生理反应，部分是由这些分离所导致的。这些分离部分可能受到不同的行动及不同的神经系统部分的调控

（如交感神经系统和副交感神经系统中的腹侧和背侧的迷走神经分支）。作为结构性分离理论中必不可少的一部分，行动的进化心理状态理论认为，EP 通常会引发程度较低和中等程度的行动倾向，这使得病人可以多多少少地在日常生活中行使其功能。

图 3－1 表明，“结构性分离”分为三个阶段：① 初级结构性分离阶段。人格在经历创伤后被分成两个部分——“情绪性人格”（EP）和“表面正常的人格”（ANP）。其中，EP 被固定在一个或多个创伤性记忆之中，聚焦于对威胁的觉察；而当个体想逃避一个或多个创伤性记忆，以及表现出不同程度的分裂、感觉麻木、人格解体、部分或完全遗忘等症状的时候，ANP 被固定在经历过正常的生活上。在这一阶段，形成了简单创伤相关障碍（simple trauma-related disorders），包括 PTSD。② 次级结构性分离阶段。随着创伤的日益加剧或延长，EP 分解出多个，而 ANP 仍保持不变（依然只有一个）。次级结构性分离的发生可能是基于分离性的防御与恢复性子系统（recuperative subsystem）整合的失败。这一阶段形成的障碍包括复杂性创伤相关障碍。但是，大部分在次级阶段发现的 EP（少部分在初级阶段发现）并没有达到高精确性和自动化的程度。③ 三级结构性分离阶段。随着日常生活中出现某些与早期创伤相联系的、无法逃避的情况，EP 继续分解，ANP 也开始分解。三级结构性分离的发生也许是基于只存在一个行为系统（如抚育），DID 即出现在这一阶段。在严重的次级结构性分离个案和所有三级结构性分离的个案中，至少有一个人格部分（EP 或 ANP）达到了很高的精确性和自动化。以人格结构性理论为背景，治疗师能够意识到来访者人格部分中的缺陷，并且能够试图去寻找来访者内部系统中的行动倾向，而正是来访者的这些内部系统可以改善他们在日常生活的问题解决中所使用的应对策略。

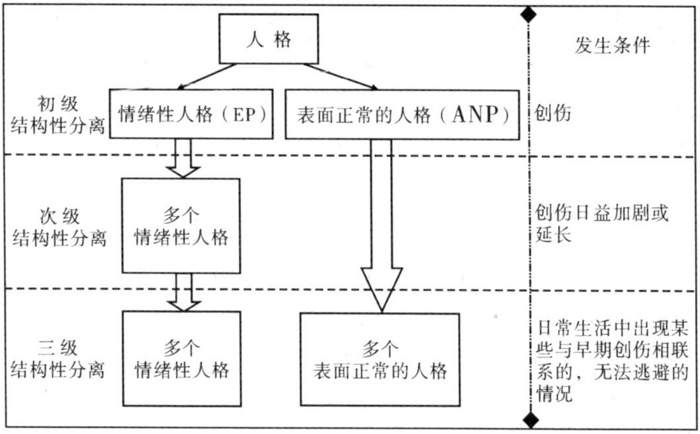

图3-1 DID的形成机制："结构性分离"理论的解释

（资料来源：王铭，江光荣．分离性身份识别障碍的心理病理机制和临床评估．中国临床心理学杂志，2007，15（4）：427）

Helga Matthess以人格性结构分离理论为基础，采用眼动脱敏和再加工（EMDR）的方式对遭受心理创伤的病人进行治疗。这一疗法主要是关注创伤记忆中的双侧视觉、听觉和触觉刺激，并将其对创伤记忆的关注与系统的评估相结合。与其他治疗取向相比，这一疗法能将大多数病人的记忆脱敏速度提高40%以上。有18个控制研究表明，将这一疗法整合入一个以创伤为重点的全面治疗计划中是治疗心理创伤病人最有效的方法之一。EMDR被认为是能够激发大脑的自然机制，能将创伤性记忆（那些非常生动，并伴随有过往的情绪和躯体感受的记忆）转换成为正常的记忆（那些具有模糊的图像、疏离的情感、不伴随躯体感受的记忆）。

3.2.2 背叛创伤性理论

Freyd（1996）发展的背叛创伤理论提出，儿童一直不能意识到照顾者所实施的虐待，并不是因为他们记忆虐待事实会非常痛苦，而是因为如果记忆虐待事实，似乎仍会使他们在情感上维持对照顾者的重要依恋。Freyd，Deprince 和 Zurbriggen（2001）的研究结果都支持这个假设。从背叛创伤性理论可以看出，经历过被照顾者虐待的人与经历其他创伤的人相比，他们更趋向于不记得他们被虐的经历。

Freyd 和 Martorello 等人（1998）在背叛创伤性理论的框架内，研究注意条件下背叛创伤性理论的分离作用。背叛创伤性理论提出，当虐待是由照顾者所犯下的错误造成时，保持对虐待的无意识具有自我调整的社会效用。在标准的（与情绪相反）Stroop 任务上，Freyd 等人用分离作为干扰的预测者。标准的 Stroop 干扰任务是通过比较和词汇意义不一致的墨水颜色的命名反应时（如用红色笔写的“绿”词）与基线条件下颜色命名反应时的差别来反映的（如刺激是一排“×××”）。结果表明，在 DES 上得分高的被试比得分低的被试显示出较大的 Stroop 干扰，高分离趋势的个体表现出有意注意控制能力受到破坏。实验说明，分离趋势与基本的认知过程有关，并且这种趋势不依赖于材料的内容。该研究结果和情绪的 Stroop 效应是一致的。

Deprince 和 Freyd（1999）研究了分离对注意和记忆两个不同的认知环境的影响，结果表明，高分离的被试在分离注意任务上成绩比低分离的被试更好，高 DES 分数的被试比低 DES 分数的被试在选择注意任务上明显地有较强的 Stroop 干扰效应。

实验要求高分离者和低分离者在固定注意和分配注意条件下都完成 Stroop 任务：呈现与性虐待有关的词汇（如强奸）和中性词汇（如星星）；在固定注意条件下，给被试标准的 Stroop 指导语，要求被试忽略单词词义而只命名词的颜色；在分配注意条件下，要求被试既记住词的颜色也记住词汇；每个注意条件后都有自由回忆测验。结果表明，两种注意条件之间差异显著，低分离者比高分离者在选择注意条件下显示出较少的冲突（有较好的成绩）；而在分配注意条件下，高分离者比低分离者有较少的冲突（有较好的成绩）。

结果还表明，高分离者与低分离者的回忆相比，高分离者记住了更多中性词汇，更少的情绪性词汇；低分离者回忆起了更多的情绪性词汇，较少的中性词汇。这些研究结果支持了背叛创伤性理论的假设，高分离者为了把威胁性信息排除在意识之外发展出了分配注意的技能。

3.2.3 回避编码假说

回避编码假说的理论家们提出，与创伤相关信息的记忆损伤还包括回避加工（如人们不去对威胁性的信息加以注意，也就不用对相应信息进行编码），或者提取过程受到损害（如资料可以被编码，但不能被提取），也可能两种情况都存在。一些研究用直接遗忘范式探究回避编码假说。

在直接遗忘任务中，呈现给被试项目，每个项目（或每列项目）呈现后，要求被试记忆或遗忘一些材料。无论是要遗忘的项目或者要记忆的项目，最后都会被测验。直接遗忘任务采用两种形式：在项目方法中，指导语要求被试每个单词呈现后就记忆；而在系列项目实验中，指导语要求被试在一列单词呈现后再进行记忆。运用项目方法，被试可能选择性地回溯要记忆的单词，而在系列方法中，被试可能去抑制要遗忘的单词。

DePrince 和 Freyd（2001）要求高分离者和低分离者在分配注意条件下完成一个直接遗忘任务，包括中性刺激和情绪性刺激。他们要求被试一次性看完呈现的一系列词汇，然后按照指导语的要求记住或者遗忘一些词汇。直接遗忘任务的作用是被试在记忆指导语比遗忘指导语条件记住了更多的词汇。结果显示，在要求记忆条件下，高分离者比低分离者对创伤性词汇回忆少于中性词汇。这一结果与高分离者能够运用分配注意把威胁性信息保持在意识之外研究假设是一致的。

直接遗忘任务的项目法可能导致被试选择性地回溯词汇，这可能增加了编码，并且没有引起抑制。最近研究表明，抑制可能是创伤性相关记忆损伤的一个机制。因此，DePrince 和 Freyd（2004）运用直接遗忘范式研究高分离者和低分离者在系列项目方法的直接遗忘任务中的创伤性记忆，研究结果与先前一致：在分离注意条件下，高分离者比低分离者对创伤性相关的刺激表现出更多的回忆减退。

关于回避编码假说，研究者之间的结果并不一致，McNally 等人（1998）发现 PTSD 诊断的女性报告童年暴力历史，不论是在记忆指导语组，还是在遗忘指导语组，和控制组相比都没有表现出对创伤性相关刺激的较低的回忆。此外，有 PTSD 诊断的女性对要求她们记忆的消极和积极单词却显示出受损的回忆。作者认为，这些研究结果与回避编码假说是不一致的。

在随后的研究中，McNally 等人（2001）研究了报告童年期性暴力的压抑和恢复记忆的女性及否认童年性暴力历史的女性。运用和先前实验一样的研究方法，作者没有发现抑制记忆组和恢复记忆组对创伤性相关信息的回避加工。

3.2.4 恐惧网络假说

Alexander 等人（2005）认为，很多研究集中于对儿童时期性虐待的遗忘（child sexual abuse，CSA），较少关注那些能够记得自身被侵犯经历的成人，以及被侵犯的创伤性长时记忆的准确性。Kristen 和同事采用纵向研究，包括文献记载的受害者和提起诉讼的 CSA，分别探究儿童时期性虐待的长时记忆，检查人们对影响记忆的创伤是如何反应的（如创伤症状、认知评估；Williams，1995）。

研究表明，创伤幸存者，尤其是那些具有 PTSD 症状的人，对与创伤性有关的线索注意程度更高（如强奸受害者，在改进后的 Stroop 实验里对词汇“强奸”更加注意；Field et al.，2001；Foa，

Feske，Murdock，Kozak & McCarthy，1991）。这些结果表明，人们增加了创伤性相关词汇的记忆，减少了对创伤性相关词汇的遗忘（Amir，McNally & Wiegartz，1996；Mcnally，Metzger，Lasko，Clancy & Pitman，1998；Paunovic，Lundlh & Oest，2002）。

对这样的研究结果可能的解释是，创伤性个体，尤其是那些有PTSD症状的个体，发展了语义网络（“恐惧网络”）。在这个语义网络内，相关的创伤性信息被储存（Foa，Steketee & Rothbaum，1989；Foa & Riggs，1993；Steketee & Rothbaum，2004）。这些网络使受过创伤的个体可预先对有关的创伤性信息保持警觉，并把它保留得更好。这些网络也能影响初始创伤的保持（如通过更多的内在复演），影响类似的经历或者一般性创伤事件的记忆（如通过激活记忆中的相关节点）。据此，人们能预测被虐待个体有鲜明的CSA记忆，尤其是那些显示出高PTSD症状水平的人，尽管用信息加工的方式研究创伤的结果对非创伤相关信息的预测是不充分的。

PTSD症状对CSA记忆的潜在作用具有独立性，应激事件的认知评估也影响到CSA记忆，被评估为越高负性的事件被记得越好（Bernaten，2002），这也许因为它们的突出性或独特性。它们可能激活生理的（扁桃体；LeDoux，2002）或者行为的（重述；Christianson，1992）反应，帮助巩固和保持记忆，可能包括全部经验类别的记忆。此外，对于高负性事件，直接与压力原因有关的信息在记忆中被优先处理，对于这样的信息通常是压力越大保留得越好（Christianson，1992）。记忆和应激之间的这种关系表明，CSA增加的严重性将导致对虐待主要特征更精确的记忆。这样，总体上，虽然存在被择假设（例如，创伤性反应和负性评估能压制处理能力或者激活防御机制，留给受害者对CSA经历简化的或歪曲的加工；Terr，1991；van der Kolk，1997），但也有理由预测，评估自己CSA经历为特别的创伤性经历的个体将对之记忆得更好，尤其是如果他们表现出较高水平的PTSD症状，进而，更严重的虐待将导致对CSA有更好的记忆。

除了前文提到的特定的创伤性因素，许多和创伤相关的因素也都会影响到记忆。这样，在其他潜在重要变量的情境中，创伤的影响作用必然要被考虑。CSA 增加的严重性将导致创伤的增加，但是严重性包含持续性和频率性这样的因素，它们本身就能独立地影响到创伤性作用于记忆的准确性。此外，严重的虐待通常被勇敢地起诉，在法律涉及的干预范围内会导致更详细的回溯、较大的应激和对经历更鲜明的记忆，法律的广泛干预使儿童对他们的 CSA 经历记忆得更好。

另一个和创伤有关的潜在变量涉及人际关系。与创伤犯罪者的亲密关系通常使受害儿童在揭露受虐经历时缺乏支持力量（Everson，Hunter，Runyon，Edelsohn & Coulter，1989）。

在支持程度上，不支持的母亲和支持性的母亲相比较，前者更少和孩子谈论 CSA，不能给孩子提供合法的诉说途径，这样，孩子长大后长时记忆受到的损害更大（Goodman，Quas，Batterman-Faunce，Riddlesberger & Kuhn，1994；Haden，Hayne & Fivush，1997）。此外，个体被情感上很亲近的照顾者虐待可能会感到特别的背叛（Freyd，1996），这样的感觉会减少记忆的清晰度和通达性（如通过认知回避）。然而，和虐待者的亲密关系（如家族内被虐待）可能会和细节性知识有联系，细节性知识基础可能会支持记忆。这样，关系变量必然要被考虑，尽管它们的作用并没有清晰的指向。

还有一些与创伤有关，却非必然影响长时记忆保持的因素（如年龄、延迟）也会影响对 CSA 的记忆。年龄较大的儿童会比幼童提供更准确和完整的记忆报告（Quas et al.，1999），这表明当年龄较大儿童被虐待后，他们可能比幼童有更准确的长时记忆；在事件和记忆回溯之间短暂的延迟应该产生更好的记忆。此外，与女性相比，男性可能更少去揭露 CSA 记忆（Finkelhor，Hotaling，Lewis & Smith，1990；Widom & Morris，1997；Goodman et al.，2003），他们可能对情绪事件有较少的细节性自传记忆（Davis，1999）。如果男性谈到 CSA 时吞吞吐吐，那么他们对此的记忆可能已经随着岁月消退了。

3.2.5 警戒—回避假说

警戒—回避假说认为，与焦虑相关的负性注意是随时程而变化的（如对高威胁性的线索最初是警戒的，接着就开始回避）。目前已有广泛的证据表明，焦虑是和威胁性信息的负性注意相联系的，这种负性出现在较早的自动加工期（Mogg & Bradley，1998；Ohman，1996；Williams，Watts，Macleod & Mathews，1997）。一般人们可能会预期，增加注意加工将导致对威胁性线索更好的记忆。然而，在高焦虑特质或者一般的焦虑障碍者身上，没有发现对威胁性信息的较一致的负性回忆（Mogg，Mathews & Weinman，1987；Nugent & Mineka，1994），有些研究甚至表现出较弱的对恐惧相关资料的外显记忆（Watts，Tresize & Sharrock，1986）。对这种明显矛盾的一个可能的解释就是认知负性的警戒—回避模式。也就是，遵循最初的对威胁性信息的自动适应，焦虑个体可直接把注意从威胁性信息上转移开，作为一种策略，减轻由令人厌恶的威胁性刺激所引起的焦虑情绪状态。这种回避策略能干扰对威胁性刺激细节的精细加工。这种警戒—回避模式最初是在回避假说和警戒假说的基础上发展起来的。

Beck 等认为，焦虑障碍患者不能持续地集中注意特定的物体，甚至不能集中注意在给定的任务上，他们的注意力会无意中被威胁性刺激束缚。Eysenck ，Williams 等也强调了焦虑者对威胁性刺激存在选择注意上的偏好，这被称为焦虑个体对威胁性刺激的过度警觉假说。在点探测任务中，当匹配词呈现 500 ms 或者 1 000 ms 时，广泛性焦虑障碍患者对在威胁性词语位置上出现的探测刺激反应更快；在非临床样本中以面孔为实验材料，发现高焦虑个体对威胁性面孔的注意偏好；在对匹配的词或者面孔呈现很短时间（如 14 ms），同时加视觉掩蔽的情况下，焦虑个体表现出对威胁性刺激的注意偏好。

回避假说认为，社交焦虑个体对威胁性刺激存在注意偏离的倾向。这个假说得到临床观察和认知实验两方面的支持。长期的临床观察发现，社交焦虑个体回避和其他人的接触，尤其回避目光接触。实验方面的支持主要有：以点探测任务为研究范式，研究者发现相对于中性面孔，高社交焦虑个体倾向于回避含有评价性信息的面孔；和家居图片相比，社交恐惧症患者倾向于回避面孔，无论该面孔是中性还是含有评价性信息 。

Mogg，Bradley，Bono 和 Painter 把警戒假说和回避假说结合起来，提出针对焦虑个体的警戒—回避假说 。这一理论认为，焦虑者起初注意威胁性刺激（阶段一），紧接着就回避它（阶段二），避免对它的进一步精细加工。他们用认知实验检查创伤性焦虑个体对比较缓和的威胁性刺激（如威胁性词汇和生气的面孔）的负性注意的时程特点。实验采用探测任务，刺激呈现时间为 100 ~ 1 500 ms。这些研究表明，高焦虑个体对焦虑有关的威胁信息存在负性注意，但是负性注意没有受到刺激呈现时间的显著影响。

2004 年，Mogg 和 Bradley 运用比词汇刺激或者面孔生态效度更好的图片刺激（如描述暴力、死亡、损毁等情景的图片）作为实验材料，两种图片呈现时间为 500 ms 和 1 500 ms。结果表明，和低焦虑特质被试相比，高焦虑特质被试在短时呈现时对高威胁性的图片更为警戒，而在长时呈现时两者没有显著差异，实验结果很好地解释了警戒—回避假说。

依据警戒—回避假说，研究者可以推测，实验材料的类型（词语或者面孔）和材料呈现的时间会影响社交焦虑个体所处注意资源分配的阶段。具体来讲，在实验材料呈现时间一定的情况下，个体对面孔的加工更倾向处于回避阶段，对词语的加工更倾向处于警觉阶段；在实验材料类型一定的情况下，呈现时间越长，个体越可能处在回避阶段，反之，呈现时间越短，个体越可能处在警觉阶段。由于各实验在材料类型和材料呈现时间上无法做到完全一致，因此得到的实验结果也就不同。

Newman 和 Mckinney（2002）报告了焦虑或 PTSD 与分离的一个基本差别。对于曾经历过恐惧性创伤事件（如战争）的人，经历创伤后，焦虑实际上可能导致他们对威胁性信号的高度警惕，这主要是因为在这些情况下他们可能会做些事情避免即将发生的威胁。

3.3 小结

弗洛伊德和荣格都强调内在心理创伤的影响大于外在创伤，他们都强调无意识幻想在处理创伤时具有积极作用，弗洛伊德更多的是强调本能，即创伤是由于被压抑的性所导致。荣格的理解则更为宽泛，他研究各种创伤所形成的情结，荣格对创伤的理解上荣格更深远。埃里克森关注个体如何在心理创伤中成长，其他的理论，如认知—行为理论、心理生物学理论等则影响不大。

对心理创伤在理论上作出正确的理解和评价，对于临床心理问题的理解具有非常重要的意义。我们发现，各理论之间既有一定的一致性，也存在着分歧。Helga Matthess 所提出的创伤性人格结构性分离理论主要以临床治疗为取向，采用临床和认知研究相结合的 EMDR 技术，侧重于创伤性分离对人格结构产生的影响，基于该理论背景对某些创伤性病人采用 EMDR 治疗可获得很好的治疗效果。而背叛创伤性理论、回避编码假说、恐惧网络假说及警戒—回避假说是在认知心理学的框架内提出的理论，研究者们在此基础上进行了不同角度的认知研究。DePrince 和 Freyd（2004）研究高分离被试对创伤性相关刺激无法准确回忆，支持了回避编码假说。McNally（1998，2001）发现 PTSD 诊断的女性报告童年暴力历史，和控制组相比没有表现出对创伤性相关刺激的较低的回忆，不论是在记忆指导语组，还是在遗忘指导语组，结果都不支持回避加工假说。Field（2001）的研究表明，创伤幸存者，尤其是那些具有 PTSD 症状的人，对创伤性有关的信息过度注意（如强奸受害者，在改版后的 Stroop 实验里对词汇“强奸”的过度注意)，表明被试加强了创伤性相关词汇的记忆而减少了遗忘。Kristen 等人（2005）采用纵向研究方法，发现个体对童年期性虐待记忆得更准确。Kristen 对此用语义网络（恐惧网络）假说解释，创伤性相关的信息通过恐惧网络被储存。Mogg（2004）研究表明，高焦虑个体对高威胁性信息的回避模式具有时程性。

4 儿童早期虐待与心理创伤

儿童的身心健康成长需要良好的家庭气氛和社会环境的支持，不良的精神刺激及精神创伤会导致儿童心理素质、个性特征、习惯行为发生偏异，以致影响儿童成人后的就业、社会技能及心理健康的发展。

儿童性虐待现象在文献中一直都有记载与描述，而作为科学研究的课题是从 19 世纪末才开始的。弗洛伊德（1896）发现他的许多病人在儿童时期都受到过成人或年长同胞的性骚扰和伤害，各种神经症症状几乎无一例外地可以追溯至儿童时期的创伤性经历（childhood traumatic experience，CTE）。这一论断引起了人们对童年创伤性经历的重视。弗洛伊德认为，发生于童年的创伤性事件对个体以后的生活有重大影响，并决定了个体对紧张性刺激的应对方式；而在成人生活中创伤的损害程度取决于刺激的严重性同承受外界打击的人格素质间的交互作用。他认为用精神分析的方法能够追溯到成年病人那些被压抑的童年创伤性性经历。在20世纪四五十年代，尽管有一些关于成年人童年性虐待发生率的调查研究，但这一问题并未受到人们的重视。直到1962年，Kempe出版了《受虐儿童综合征》（*Battered Child Syndrome*）一书，人们才开始关注儿童性虐待对受害者的影响。这似乎表明这一问题不仅是单纯的社会问题，也是一个医学问题。近20年来，许多研究者对童年创伤与成人期心理、精神障碍之间的关系非常关注。多项研究显示，童年创伤性经历和成人的各种精神障碍高度相关，如抑郁、焦虑、PTSD、人格障碍、品行障碍、心境障碍、反社会行为、物质滥用、自杀现象、性功能障碍等。

20世纪五六十年代，尤其是"越战"后，PTSD问题的凸显，在精神医学领域人们开始重新意识到家庭环境和子女罹患精神疾病之间存在一定关系，开始关注儿童的创伤问题，并进行了大量的研究，从回顾性个案研究到走向结构化的统计研究。国外有报告指出，"童年被虐待和被忽视体验的心理影响经常持续终身"。国内研究探讨父母养育方式对儿童成年后的人格特点的影响，病人的心理行为症状与儿时创伤之间的关系，以及儿童受虐待方式的研究，有调查指出，儿童虐待是一种较为普遍的现象。

20世纪70年代，文献中关于性受虐儿童的个案报告和乱伦家庭的描述开始增多。虽然许多文章是个案性和印象性的，但它们扩展了我们对乱伦现象及乱伦家庭类型的精神动力学和精神病理学的认识。同时，临床医生也记录了受虐儿童描述的各种症状和体征。在20世纪80年代以后，有关这方面的研究不仅在数量上有明显增加，而且在研究方法上也有很大进步，加深了人们对儿童性虐待这一现象的认识和理解。由于社会文化、宗教信仰以及法律制度等种种原因，不同国家、不同地区和不同的学者对儿童性虐待的含义具有不同的认识和界定。

儿童期创伤来源可能是突如其来的一次性重大打击，也可能是一系列的打击所导致的精神后果，这些事件的发生打破了儿童的安全感、满足感和自我价值感，使儿童暂时性陷入无助感，并且打破了过去常用的应对机制（Terr，1991）。创伤虽然始于外部事件，但事件一旦发生，许多内部变化就会在儿童身上出现，这种变化会持续下去，并可保持多年，成为患病的决定性原因。这样的界定强调了环境影响的作用，但是内因和外因不可能完全分开，所以儿童心理的问题最终还是内、外两方面同时影响的结果。

有关童年期创伤的研究是创伤研究的一个重要部分。国内也有研究探讨病人的心理行为症状与儿时创伤之间的关系（孟宪璋，2002）。赵幸福，张亚林（2004）指出，儿童期创伤和虐待是一种较为普遍的现象。大量研究发现，几乎所有成年期的精神障碍都与儿童期的创伤有某种联系，但其中有一些关系更为密切。陈全花等对204例学龄期儿童受到各种精神创伤后的心理行为状况进行了调查评定研究，结果发现：精神创伤内容包括父母离异、丧父（母）或双亲、受到父母打骂、考试失败、校外人员恐吓或打骂；创伤时间为1~6个月，平均4.2个月；心理行为问题包括性格孤僻、脾气暴躁、社会交往不良、注意力不集中、情绪问题（抑郁、焦虑等）、行为问题等。

4.1 儿童早期虐待

儿童虐待主要是医生或研究者从客体角度所作的临床诊断，是与儿童期创伤非常相近的一个命题。根据1999年世界卫生组织（WHO）的定义，儿童期虐待是指对儿童有抚养、监管义务或有操纵权的人做出的足以对儿童的健康、生存、生长发育以及尊严造成实际的或潜在的伤害行为。这个概念由三方面界定：虐待者与儿童之间存在亲密关系；虐待的严重程度标准；虐待的方式（言语虐待、情感虐待、躯体虐待、忽视和性虐待）。由此可见，如果要将一个行为认定为“虐待”，必须从社会政策、法律、心理研究和公众知觉等多个维度进行考虑。比较这两个概念可以看到，儿童期创伤是更本质的概念，而儿童期虐待则相对具体一些，临床上的可操作性也更强一些。

Lansford 等对 585 名儿童进行了 12 年（1987—1999）的前瞻性研究，其中 11.8% 的儿童在入组前有躯体虐待史，79% 无脱落，这些受虐儿童中 75% 以上在青少年时期易发生焦虑、抑郁、攻击、反社会、PTSD 等。David 等对 51 名惊恐障碍及社交焦虑障碍的病人用生活经历问卷进行评估，发现 63% 的病人儿童期有创伤性事件的发生，这些创伤性事件主要是儿童期躯体虐待和性虐待，尤其是社交焦虑障碍，它和儿童期躯体虐待和性虐待明显相关。Murray 等研究发现，儿童期躯体虐待、性虐待和成人后的惊恐障碍、社交焦虑障碍、强迫障碍明显相关。受虐儿童存在多方面的行为问题、情绪问题和心理病理问题，高社会退缩是受虐待儿童在同伴关系中的典型表现。Bandelow 对 50 名社交焦虑障碍的病人和健康人的对照研究发现，儿童期创伤的经历明显高于对照组，包括父母亲离异、婚姻不和谐、家庭外成员的性虐待、家庭暴力、儿童时疾病等其他因素，用 Logistic 回归分析发现，父母亲离异影响最为明显。

4.1.1 儿童早期虐待的类型

儿童期的虐待研究主要类型有儿童期性虐待、儿童期躯体虐待和儿童期情感虐待。

4.1.1.1 儿童期性虐待

弗洛伊德最早认为童年期的性经验具有创伤性，不过后来他改变了这种观点。因此，在 20 世纪 70 年代以前，很少有涉及童年期性虐待的病例报道。20 世纪 70 年代后，个案报道逐渐增多。此外，在不同群体中的大规模调查也开始进行，人们又重新回到了弗洛伊德早期放弃的观点和立场上来。

大量研究表明，童年期性虐待事件的发生并不像人们想象的那么少，更不像弗洛伊德认为的那样是儿童幻想出来的，无中生有的。在性虐待中，男性儿童与女性儿童的发生率分别为5%和25%。有研究表明，在儿童虐待中51%为性虐待，34%为躯体虐待，15%为儿童忽视的报告，但大多数情况下以两种或两种以上形式共存（如任何形式的虐待都会包含一定的情感虐待）。这些都使得临床医生相信童年期的创伤具有致病作用，而且“回顾过去的创伤经验”成了心理治疗中的一种重要手段。

在性虐待和躯体虐待中，虐待者直接就是孩子所依赖的对象。这样的孩子往往生活在破碎的现实中，社会支持也很有限，孩子为了保护自己，也为了保护心中的虐待者，必须保守与虐待相关的秘密，或者否认所遭受的虐待。于是，他们就会试图“忘了”这些可怕的事情，或者说那个被“我”所爱的人虐待的根本就不是“我”。此时的自我体现为一个观察者的角色，仅仅只是在看着那个不是“我”的人被虐待。另外，在性虐待中，比较多见的是儿童被一个年长的男性强行施加不想要的性接触，孩子被迫屈从于另一个人的性欲望，这样一来，孩子对自己身体的内部控制感就会消失，这种对身体的失控感同样可见于躯体虐待的儿童。伴随这种对身体的失控感，也会出现对自己情感的控制感的消失。在后来的冲突性情境中，曾经受虐的儿童可能不清楚自己的情感是来自外部现实还是内部观念。所以，他们常常会觉得自己的感觉不真实，周围的世界也不真实。

4.1.1.2 儿童期躯体虐待

在儿童创伤事件研究中，除了性虐待之外，得到较多关注的另一事件就是身体虐待，通俗地讲就是对儿童打骂或体罚。可以看到，在很多研究中常常是将性虐待和身体虐待同时列为研究的项目，关于虐待的发生率也常常是以“性或身体虐待”这样的形式来表述的。总之，在儿童期具有特征性的创伤性事件中，性和身体虐待是被研究最多的。

在儿童虐待的各种虐待形式中，50%以上是躯体虐待。美国的研究成果表明，每年约有200万儿童遭受虐待，其中16.9万儿童受到严重的外伤或剥削。加拿大遭受躯体虐待的儿童中，男性与女性的发生率分别约为15%和25%。

王健、孟庆跃等对济宁市郊县1 139名0~17岁少儿被父母躯体虐待情况的访谈式问卷调查显示，1个月内儿童受父母责打的发生率为43.1%，男童受父母责打的发生率（46.4%）高于女童（38.9%）。父母对子女责打的方式有用手打（91%）、用脚踢（3.5%）、用器械打（4.4%）和其他方式。孟庆跃等的研究显示，父母亲小时挨过其父母的打是责打自己孩子的危险因素。

学校教师对儿童的体罚现象在我国仍然常见。刘航玲等于1997年在浙江省对592名中小学生进行了问卷调查，其结果显示，从小学三年级到初中三年级的学生受过体罚或变相体罚的比例为31.6%~50.7%。教师体罚学生的形式有近20种，可归为三类：①以直接伤害学生身体为主，如打耳光、打手心、扯耳朵、教鞭抽、罚坐、罚走、罚站、罚跪、罚晒、罚冻、罚饿、罚在碎石子上跑步等；②以侮辱学生人格为主，如讥讽、挖苦、嘲笑、谩骂、中伤、威胁、用胶带纸封学生的嘴等；③变相体罚，如罚作业、罚劳动、罚放学不准回家等。2001年一项在我国10个城区进行的少年儿童人身伤害调查显示：2.6%的学生经常被教师罚站或罚跑，37.7%偶尔被教师罚站或罚跑；2.8%的学生放学后经常被罚留校，26.2%放学后偶尔被罚留校；1.5%的学生（男2.5%，女0.6%）经常会被教师打，13.9%的学生（男20.3%，女7.7%）偶尔会被教师打。

4.1.1.3　儿童期情感虐待

相对性虐待和躯体虐待的研究，情感虐待的研究显得很少，主要原因可能有：①相对于其他严重的虐待，情感虐待较少引人关注；② 它相当普遍；③ 其定义、操作化、测量都具有挑战性。相对于情感忽视，即无视孩子的存在和需求，情感虐待是意识到了孩子的存在，却以一种不恰当的，甚至是有害的方式去应对孩子的情感需求。

4.1.2 儿童期忽视

过去，儿童忽视与儿童虐待（child abuse）常常被归为一类，在观念、语言或立法中常被相提并论，而且往往认为忽视是虐待的一种类型。近年来，越来越多的学者认为这是不妥的。因为不仅其发生的前提、特点、产生的影响以及管理方式均有不同，而且受虐儿童和受忽视儿童与其父母的关系也完全不同，受忽视儿童与受虐儿童本身的特点更完全不同。例如，虐待往往是施虐者故意、主动的暴力行为（作为），其后果常常有身体和精神受损的痕迹，一般易于调查、取证、诊断；而忽视者对儿童的忽视往往与无知（养育儿童知识不足）、无暇（社会竞争压力和工作繁忙紧张）有关，且多为放弃或忽略了应尽责任与义务而造成的“不作为”。正因如此，目前更倾向于认为忽视“是一种独立于虐待之外的实体”。

目前国际上比较新的定义是 Golden 等（2002）提出的，即“由于疏忽而未履行对儿童需求的满足，以致危害或损害了儿童的健康或发展”。研究者一般认为，心理创伤的内容是包括以上两者，即儿童忽视和虐待，无论其有意或是无意，他们都是构成儿童创伤的因素。

潘建平等对我国 14 个省城区 3 ~6 岁儿童忽视情况的调查结果显示，3 ~6 岁城区儿童总忽视率为 28.0%，男童受到忽视的比率（32.6%）较女童（23.7%）高（主要是因为“身体忽视”的差异所致）。赵幸福等对河南省新乡农村中学生情感虐待、躯体虐待、性虐待和情感忽视的调查结果也显示，儿童期虐待通常是数种虐待类型同时存在的。

儿童忽视中对心理创伤形成影响较大的是情感忽视，情感忽视主要是对孩子情感需求（如爱与归属需要）的忽视。情感忽视有两种表现形式：一种是儿童期极度的多感官忽视，比如，感官剥夺，这种忽视可以导致神经生物学和功能上的明显改变；一种来源于社会文化的变化，这种变化导致儿童社会情感潜力适时表达的机会隐匿性减少。后者对发育中的儿童有几乎是不可见的有害影响，最终将影响社会。也就是最近十年，对忽视的研究才开始渐渐受到重视。

人们之所以很长时间以来都对此研究很少，可能的原因有：① 现在人们对儿童的那种极度的多感官忽视很少见了，多为忽视的第二种形式，由于这种忽视表现隐匿，短期内危害不可见，因此，很长时间没有走进人们的研究视线；② 缺乏对忽视的统一、有效的可操作性的概念。孩子的需求在发育的过程中是不断转变的，而对孩子需求的满足有适时性的问题。忽视在一个年龄段所造成的影响未必等同于在下一个年龄段造成的，建立有关忽视的标准诊断、程序和测量会因为不断变化的发育需求和儿童期要求而变得很混乱；③ 很难找到能得到证明的、有特定可控的忽视经历的大样本人群。

4.1.3 儿童早期虐待的临床症状

总结迄今的国内外研究，儿童期性虐待的受害者主要有以下几种临床症状与表现：

4.1.3.1 焦虑障碍

Stein 等人（1996）将符合 DSM－Ⅳ焦虑障碍（惊恐障碍、社交恐惧症、强迫症）标准的 125 例病人与在社区随机抽出的 125 例相匹配的正常人进行了对照比较研究。结果，他们发现患惊恐障碍的女性有 60% 存在童年性受虐史，明显高于其他焦虑障碍组的病人（30.8%）。而且，在全部病例中，女性病人的童年性受虐发生率为45.1%，明显比对照组的15.4%高。这表明，焦虑障碍，特别是女性惊恐障碍，与童年性虐待有关。

4.1.3.2 分离性症状

1998年，Muller等人进行了一项大规模的随机调查研究。他们就童年性虐待、躯体虐待、精神障碍的诊断和分离性症状等问题对1 028名成人进行了半结构式的面对面调查。结果在这些普通人群中，许多人都出现过分离性症状，其中有6.3%的人出现过3次或更多次的分离性症状。在他们当中，童年性受虐率、躯体受虐率、精神病现患率分别是其他对象的2.5倍、5倍和4倍。不过，对数回归分析表明，躯体虐待、精神疾病与分离性症状的发生直接相关，而性虐待与分离性症状的发生无关。所以，童年性虐待史与成人分离性症状之间是否存在直接的关系还值得考虑。

4.1.3.3 抑郁

抑郁是有性受虐史成人最常见的主诉症状。Birie等人用Hopkins症状量表检测发现，有性受虐史的成人比没有此经历的成人表现出更多的抑郁症状。Bagley等人（1985）发现，有性受虐史的成人广泛地存在自卑感，而且与抑郁症状有关。

Briere（1984）报告，51%的有性受虐史的成人曾有过自杀念头，而对照组只有16%。此外，有些存在童年性受虐史的成人会发生自伤、自残行为。Romans等人（1995）在社区随机调查了252例曾遭到性虐待的妇女和252例无受虐史的妇女。结果，他们发现童年性虐待与故意自伤行为存在明显的统计学关系。而且，自伤行为在遭受频繁性虐待者身上最为明显。Parker等人（1999）也证实童年性虐待史与成人的自残行为密切相关。陈晶琦（2003）对323名高中和中专女生的调查研究显示，早期经历过性虐待的被试比没有这一经历的被试具有较高的抑郁得分及较多的自杀意念和自杀行为。刘忠晖（2004）对416名大学生的调查结果显示，遭受过躯体暴力的被试，其自我效能感、自尊分数明显低于没有这一经历的被试。

4.1.3.4　边缘性人格障碍

边缘性人格障碍常见于有性受虐史的成年女性当中。Stone 等人（1989）在美国、澳大利亚的研究证实，在有童年乱伦史的女性住院病人中，36% ~41% 的人被诊断为边缘性人格障碍。Bryer 等人（1987）发现，在住院的边缘性人格障碍病人中，有 86% 在 16 岁前曾遭受过性虐待。Herman 等人（1989）发现，边缘性人格障碍者的童年性受虐发生率为 68%，比边缘人格特质者（27%）和非边缘人格者（26%）都高。

4.1.3.5　多重人格障碍

多重人格障碍（MPD）是分离性症状最严重的类型，人们一直认为童年创伤，特别是性虐待或躯体虐待是其基本的病因。Putman 等（1986）和 Schultz 等（1985）发现，97% 的 MPD 病人有童年性受虐经历。Coons 等（1986）在他们的研究中发现，85% 的 MPD 病人有童年性受虐经历。

4.1.3.6　性功能障碍

Meiselman（1978）报告，87% 的女性童年乱伦受害者存在严重的性适应问题，而对照组是 20%。Herman（1981）则发现，55% 的童年乱伦受害者报告他们有性问题。Briere（1984）发现，45% 的有童年性虐待遭遇的妇女存在性适应问题，而对照组只有 15%。一般而言，有性受虐史的妇女所存在的性问题包括乱交、性欲减退、性回避或不能参与性活动，以及性向改变。但是，Greenwald 等（1990）在非临床的社区研究样本中发现，有性受虐史的女性护士在性满意度或性功能障碍方面与对照组没有差别。Fromuth 等人（1989）也曾在非临床样本中发现性适应和性行为问题与童年性虐待史之间没有明显的相关性。

4.1.4 儿童早期虐待形成心理创伤的因素

虽然受虐儿童比未受虐的同龄人有更多的问题，但虐待并不一定使每个人都产生创伤后反应。研究表明，是否产生与虐待相关的心理创伤可能与下列因素有关。

4.1.4.1 虐待的严重程度

虐待越严重，就越可能使受害者产生相关的问题。一般而言，虐待的严重程度主要受下列因素的影响：① 虐待发生时的年龄和发育阶段。年长儿童较年幼儿童更容易受到伤害或伤害更重，这与儿童的认识发育水平有一定关系。② 儿童先前的个性倾向。个性外向的儿童容易将受害经历显露出来，从而得到他人及时的支持和帮助，使创伤所致的痛苦得到减轻或缓解。③ 虐待的时间、方式和次数。时间长、虐待频繁（或次数多）都会加重伤害程度，接触性的性虐待，特别是涉及阴道或肛门插入的性交，比非接触性的性虐待所造成的伤害更严重。④ 躯体创伤与胁迫的程度。研究表明，对儿童的性虐待常伴有躯体虐待或情感虐待，发生这种混合性的虐待时，躯体创伤与胁迫的程度越重，儿童受害程度就越深。

4.1.4.2 家庭因素

来自家庭成员特别是父母的理解与支持，可以明显地减轻虐待对受害儿童心灵的伤害，帮助他们更好地从痛苦中恢复。但是，若家庭成员，特别是父母对其施加虐待，那么这种虐待对受虐儿童造成的伤害就会更严重。在这种情况下，受害者得到的家庭支持会明显地减少，甚至根本得不到支持。许多研究发现，受虐儿童与虐待者的关系越亲密，其受害程度就越重，这种情况在乱伦关系中尤其突出。

4.1.4.3 认知评价和应付方式

认知评价和应付方式可能是影响虐待相关问题的重要因素。

有研究者试图证明，认知功能水平越高，受害者的痛苦就越深，即认知水平与痛苦程度相关。这可能是因为，年龄较大的儿童或具有较复杂认知功能活动的儿童更能理解被虐待的意义以及对未来的不良影响。他们对被虐待事件的评价通常是负性的、消极的和恐怖可怕的，并力图通过否认、幻想等方式加以应付，以缓解或避免痛苦。

4.1.4.4 职业性干预

包括治疗、访谈等在内的各种职业性干预对受害者均会产生不同程度的影响。有些干预（如由不同人进行的多次访谈等）会增加受害者的痛苦。不过，多数研究证实，及时的治疗性干预能缓解和减轻受害者的痛苦，对维护受害者的心理健康是非常有益的。

4.2 儿童早期心理创伤

劳伦等根据创伤事件出现的次数将儿童创伤分为两类：Ⅰ型障碍（创伤事件只出现一次），引起强烈情绪反应的一次性经历，如伴随强烈恐惧情绪的遭蛇咬、溺水等，与自尊心受挫有关的当众受辱等；Ⅱ型障碍（创伤事件持久出现或反复存在），有些事件单独一次出现并不足以导致创伤发生，但如果是反复出现或持久存在则可导致创伤产生且在表现上有其特点。情绪虐待和身体忽视这类事件就是如此，它们常常反复出现，持久存在。与父母的分离，如单亲家庭或寄养在亲属家而长期与父母分离所导致的分离焦虑，也是一种Ⅱ型障碍。对年幼儿童来说，与父母分离或丧失父母意味着依恋关系的破坏，不论是从理论还是动物实验研究来看，依恋关系对年幼的动物或儿童具有生存上的意义，关系的破坏毫无疑问会造成严重的影响。因此，分离一直被看作是童年期重要的创伤性事件。人们比较容易接受那些剧烈、恐怖的事件为创伤性事件，但对如分离、辱骂、忽视这类事件则不以为然，也可能与这类事件在研究方法上比较难以定性和定量有关。

此外，儿童目击暴力也具有非常突出的创伤性，特别是目击自己的亲人被施暴或被杀。劳伦报告一个五岁儿童目击自己的弟弟被继父杀害的场景，当时他躲在桌子底下，此后老师经常发现他会躲在课桌底下，他自己也不知道是为什么。这显然是在经历了严重的创伤后发生的行为改变。

为了能够比较准确和可靠地度量创伤的性质和程度，目前研究者们设计了一些问卷或检查评定量表。如童年期创伤问卷（Childhood Trauma Questionnaire）和童年期创伤检查表（Childhood Trauma Interview），其中涉及的内容除了性虐待和身体虐待外，还有与父母的分离和丧失父母、目击暴力、情绪虐待或攻击以及身体忽视。

4.2.1 儿童早期心理创伤特征

儿童心理创伤表现的一般特征是：视觉或其他感觉的重复回忆或显现；重复行为；特殊的创伤恐惧对人、生活和未来态度的改变。在遭受创伤打击后的儿童中，临床上可以见到各种各样的诊断：行为障碍（conduct disorder）、边缘性人格（borderline personality）、重度情绪障碍（major affective disorder）、注意缺陷多动症（attention deficit hyperactivity）、恐惧症（phobic disorder）、分离障碍（dissociation disorder）、强迫症（obsessive-compulsive disorder）、惊恐障碍（panic disorder）、适应障碍（adjustment disorder）等。经历创伤打击的儿童也会有多种表现，如思想压制（thought suppression）、睡眠障碍（sleep problems）、夸大的惊恐反应（exaggerated startle responses）、退行（developmental regressions）、对现实的恐惧（fears of themundane）、故意回避（deliberate avoidances）、惊恐发作（panic）、易怒（irritability）、过分的警觉（hypervigilance）等。

对此我们用一个例子来说明，就是分离性焦虑障碍（separatived anxiety disorder，SAD）。SAD 的核心症状是，当患儿与主要依恋人或家庭分离时会出现明显的焦虑；5～8 岁儿童常不切实际地担心父母或主要依恋者被伤害，拒绝上学；9～12 岁儿童在分离时表现出过分的苦恼，而在青少年时期，最常见的是躯体主诉和拒绝上学。年幼儿童的症状比年长儿童多，男孩和女孩症状相似，大约 3/4 的 SAD 患者表现为拒绝上学，常合并为广泛性焦虑障碍（generalised anxiety disorder，GAD），长大后易出现抑郁症、惊恐障碍。Last 等人对儿童焦虑障碍进行了大样本的调查，结果表明，与其他类型焦虑症状相比，分离性焦虑障碍的儿童起病年龄最早，平均为7.5 岁，在性别方面无差异，常来自单亲、经济状况差的家庭。

4.2.2 儿童期心理创伤的理论与研究

童年期创伤和成年后精神障碍关系的个案研究是 20 世纪六七十年代以前的主要研究方式。当时的精神分析治疗很盛行，探究童年期的经验是治疗的重要组成部分。因此，临床医生就有机会发现患者童年期发生的创伤性事件，比如性虐待、体罚和感情忽略等。80 年代，随着人们对创伤性事件致病作用的认可，大量研究涌现出来。目前，我们已经很清楚，几乎所有成人发生的精神障碍都与童年的创伤有直接或间接的联系。

4.2.2.1 克莱因的客体关系治疗

在客体关系学说里，“童年创伤”被用来指早年应激性的经历，如分离、恐惧、亲人丧失。这些经历会导致心理上的负担，有时还会导致后来生活中的症状（如抑郁），除非这些经历能够用语言表达，被确实地哀悼过并被修通了。这样做并不是说早年父母的去世已经不再是创伤，但确实已不是秘密，而且孩子还有很多的社会支持可以依赖。我们使用“创伤”这一术语来指单次的打击和压倒自体的积累效应对心理形成的挑战，而不管创伤是否严重，自体是否很脆弱，或者自体能否改变已经发生的事实。当然，在实践中，这些差别可能并不是很明显。

梅兰妮·克莱因最初将精神分析用于治疗中，希望弄清楚童年经历与成人人格之间的联系。但他发现，儿童特别是幼小的儿童并不能够很好地用口头表达，并且要他们将生活中正在发生的事情与过去的事情进行有意义的联系也是很困难的，因为他们概念化的技巧非常有限。因而，他认为越是受到严重创伤的患者的思维往往越发具体，他们不是用语言表达，而是用躯体不适来表达，就像 Freud 的那些癔病患者，他们的痛苦、麻痹或者咳嗽都是将一个无法承受的创伤转化成了同样的痛苦但可以承受的躯体症状。现在我们认识到，像这样的转换症状象征了无法承受的内在客体关系。

受到创伤的患者可能会不断地重复某些毫无意义的动作，比如洗手，以此来转移自己对创伤的注意力，试图在不必对创伤进行思考的情况下将创伤洗掉，或者他们也可能会重复地流连在世俗的事务中，让自己远离这种深刻的情感痛苦。

4.2.2.2 分离防御

发展理论认为，照顾者对婴儿的镜映（mirroring）作用对孩子自体表象的发展十分关键。好的母亲会调整自己对孩子情感及行为的反应，即进行脸部和声音的镜映，并与孩子相互作用，来给孩子的情感和行为赋予形式和意义。照顾者的镜映给孩子提供了一个表象，这个表象将成为孩子发展自体感受的核心。这种核心的形成将会促进孩子的自体和他人表象的形成，促进精神化能力的发展。在情感忽视的案例中，照顾者忽视了镜映这个功能，根本不镜映孩子的情感，这样就剥夺了孩子形成主观感觉的基础。而在情感虐待的案例中，照顾者给了孩子扭曲的镜映，镜映功能的缺乏或歪曲可导致内部世界的体验被歪曲。在临床上，这就意味着，一个缺乏情感回馈并丧失能据此对外界和自己形象加以识别的孩子以后会在现实与幻想、物质与精神的区分方面出现障碍。

另外，看护者的功能失调或者不可获得往往会导致孩子安抚能力的缺乏，并因此而导致其对无法抵制的情感的易感性，于是孩子更容易采用分离作为防御方式。

这些发现显示，分离与经典的创伤相关，也与忽视相关。这提示了人们，在有分离性障碍的患者中，要注意客体关系和亲附的重要性。

Dr. Herman 认为，人们对待暴行，通常的反应是将其从意识中驱逐出去。在儿童面临创伤情景时，常启动的应对系统有惊恐系统和投降系统，但是因为遭受创伤的儿童支持系统也常常较差，因此，就更多地会采用投降系统，这样就会相应地表现为不再对周围、对自己有知觉，对疼痛的敏感性降低，现实感丧失，人格解体，产生犹如被注射麻醉药物一样的分离性症状。由此可见，当儿童面临无法抵抗的创伤打击时，出现心理上的逃跑—分离也就不那么令人费解了。研究者和临床工作者都认为，分离是应对儿童期创伤常见的、自然出现的防御方式，相对于成人而言，儿童更容易出现分离。

根据温尼科特对原始分离的理解，人们可以认为，对于儿童而言，原始幻想起着过渡性客体的作用，而与幻想相关的是分离，在这种分离的状态下，儿童可以得到一切美好的事物，也可以回避甚至战胜一切不好的，甚至是可怕的东西。但是，当这种分离作为防御方式一直延续到成年期时，就可能导致典型的分离性障碍。

与上面的意见和研究形成了鲜明对比，也有一部分人对分离性障碍患者所提供的有关创伤的真实可靠性提出了以下三点质疑：① 童年早期的记忆本身不能等同于当时的客观现实。② 回顾性的记忆本身不一定可靠，事实上存在记忆扭曲的现象。③ 这些分离性障碍患者本身的暗示性和感受性就比较高，容易出现暗示并表现分离，因此分离性障碍患者的早年创伤是不确定的。

但是，仅从精神分析学说对创伤的理解就可以看出，对童年早期记忆的真实性提出质疑并没有太多的意义。一些研究中使用了对照的方法，这样也在一定程度上降低了回顾性记忆的不可靠性对研究结果的影响。关于创伤和分离间是否存在中间变量或者第三变量的研究也是研究热点之一，目前尚无定论。

边缘性人格障碍患者则是应用身体的痛苦将创伤的核心封装起来，在心理上出现分离和空白。在他们的意识中，自体产生了分裂，被分裂成了不同的部分，带着单独的记忆团，各部分之间没有意识层次的交流，用这种方式来封藏自己曾经感受的痛苦。但痛苦的记忆并不会就这样被永远埋葬，所以他们总在无意识地重复创伤的内隐记忆性行为，几乎都不能很好地防御再次受到虐待或者很好地防御与虐待相似的情境，类似的情境会启动他们所有的内隐记忆，这样，痛苦便如曾经历的那样铺天盖地地袭来，故而会表现为儿童期创伤的一些临床症状，如情绪不稳、人际关系受限、攻击行为、躯体功能失调以及分离状态等。

4.2.2.3 科胡特儿童创伤人际间理论

相对来说，科胡特认为，主要的儿童期创伤是人际间的，父母共情的失败导致自我一致性受到破坏而在后来的生活中出现一个“不能整合的产物”，如攻击性等。科胡特认为，如果一个客体被投注了自恋力比多，那个客体就被视为自我的一部分。父母在养育孩子的过程中，自恋性的投注是非常重要的，只有父母将孩子视为自己的一部分，父母才能共情地理解孩子的需要，从而适时地给予孩子满足。这种情况在儿童发育的早期阶段特别重要。随着儿童的长大，这种自恋性的认同需要适时收回，否则将限制儿童的发展，儿童不能永远是父母的一部分。如果父母自己的自恋发展有问题，比如，他们依然处于炫耀自我或者理想化父母意向阶段，而不能够适时地减少对孩子的自恋性投注，他们就会听不进孩子的表达，孩子将会永远是他们自我不可分割的一部分，是他们的附属物。

一个家庭成员的创伤通常会对其他家庭成员产生间接而严重的影响，有着代际传播和无意识的特点。这首先是因为其他家庭成员会受到经历创伤的人所产生的改变的影响。其次，过去的创伤常常会代代相传，不论父母想不想让孩子来承担，它们会以一种不为人知的、潜意识的方式，通过创伤的内在客体关系进行传递。例如，在一个受虐待家庭成长的父母小时候无力对抗强大的父母，只能够合理化父母的虐待行为并与他们认同，这样自己也就无意识地变成了一个虐待行为的拥护者。

再如，有些曾在儿童期遭受到性虐待的父母，他们虽然意识到这种虐待的伤害，但是由于父母的不理解和忽视会导致他们对虐待事件的屈从和退缩，只能努力让自己的孩子不再受到伤害。他们会传递出非常严重的焦虑，觉得性会毁了自己的孩子。他们的语言和焦虑的眼神都会给他们的孩子传递出恐惧的信息，尽管他们不一定这样说，但是孩子却会因为经常接受这样的投射性认同而成为受虐者。

这些儿童期心理创伤常常在成人后变得不可辨认。虽然一些躯体伤害导致的创伤痕迹不会被忽略掉，但在更多的时候，心理上的伤害却只会存在于时间的门槛之外，创伤所遗留的情感（如愤怒、失望、无助和痛苦）缺乏直接可以交流、发泄的渠道，就会作为前意识或潜意识的活动事件，通过自我潜意识的防御和适应机制尽可能地长期回避。一段或许很长的时间之后，压抑的痛苦体验仍将产生。年幼的儿童对此并无觉察能力，他们要么以躯体的方式表现出来，要么就是以分离的形式表现出来，而很难用成人的语言对之作精确的描述。

4.2.3 儿童早期心理创伤对成长的影响

童年创伤性的经历对受害者的心理影响是非常大的，受害者由于创伤性经历所产生的各种临床症状都是急需探讨的问题。很多孩子因为自身性格等原因，比较容易从打击中恢复过来，孩提时代的心理创伤在大多数情况下可随时间的流逝而逐渐消释，或只产生微小的作用。但是对某些孩子来说，影响却是深远而无法自行消释的。虽然多数研究者认为，童年创伤更多的是指受害者站在主体的角度对其儿童时期创伤性经历的主观感受，但几乎没有研究者否认，不管是短期影响还是长期影响，儿童早期的心理创伤都在他们心理上留下了或大或小的阴影。

许多研究显示，儿童期创伤经历对心理发展有重大影响，儿童期创伤经历与成人的各种精神障碍（如抑郁、焦虑、人格障碍、自杀行为等）高度相关。人格是一个人稳定的、持续的和独特的感知、体验、思维模式以及行为方式，人格的发育是心理发展的重要组成部分。长期在创伤性环境中生存的儿童，因其环境的不安全、敌意和威胁，结果导致情绪剥夺、需要不能满足，因此难以发展出适应良好的人格结果与功能，从而严重影响其成人后的心理健康状况。

施春华、林晓娇（2009）的研究表明，儿童期创伤经历中的情感虐待和躯体忽视进入了对心理健康的回归方程，提示情感虐待和躯体忽视是影响大学生心理健康的危险因素，在儿童可能经受的各种创伤中更应该关注情感虐待和躯体忽视的发生情况，这与其他人的研究结果是一致的。

陈晶琦（2005）调查了 391 名大学生，结果表明儿童躯体、情感虐待问题在我国很常见，并与年轻人的心理健康问题有关，应该引起全社会的关注。解决儿童虐待问题需要提高全社会对儿童虐待问题的认识，特别是要改变儿童监护人、儿童保健人员的旧观念，使他们了解儿童虐待对受害儿童及其一生身心健康的影响。

陈静、施琪嘉（2006）的研究表明，青年群体中分离性体验评分高的研究组，在儿童期创伤量表及其各因子的得分上显著高于对照组，而且分离性体验与儿童期创伤高度相关。其中，分离性体验与性虐待、情感忽视、情感虐待高度相关，这与国外的大部分研究结果相同。此外，有关研究对象的精神病诊断显示，分离性症状可见于多种精神疾病，尤其是PTSD、边缘性人格障碍、抑郁症等精神疾病，而分离性症状和儿童期创伤的关系密切，这提示在精神科临床工作中要注意分离性症状的识别，在治疗时要谨慎处理儿童期创伤问题。

4.2.3.1　童年虐待对儿童所造成的短期影响

首先，来自于躯体虐待所造成的身体伤害。这些身体伤害除造成身体的器质性损伤以及生命危险外，也严重影响了儿童和青少年的生长发育、破坏了其正常生理功能、降低了其健康水平，有的甚至造成其终生伤残。

大量研究显示，受虐待儿童还会存在多方面的情绪、行为和心理病理问题。高攻击性是遭受躯体虐待儿童最突出的行为问题之一。对此存在两种可能的解释：一方面，高攻击性可能与这类儿童的情绪控制和表达技巧方面的缺陷有关，即躯体虐待经历可能损害儿童的情绪控制和表达技巧，使他们难以用言词表达情绪体验，因而常常借助直接的行动（攻击）来表达其愤怒或痛苦的内在感受；另一方面，高攻击性可能只是受虐待儿童对所处的虐待性环境所采取的一种防御策略。受虐待儿童常常显得过分警觉，对环境中任何有关伤害性刺激的线索都保持高度警惕，并做出迅速攻击，如他们往往对小伙伴友善的接近报以愤怒和攻击。作为一种防御策略，高攻击性对处于虐待环境中的儿童是具有适应和保护性意义的。

遭受躯体虐待或忽视的儿童还表现出较多的品行障碍、注意问题、多动、破坏行为、反社会行为等。高攻击性和社会退缩是受虐待（特别是躯体虐待和忽视）儿童在同伴关系中的两种典型表现，这类儿童也因此而遭到同伴的拒绝，以致越来越深地陷入社会孤立的处境之中。随着儿童年龄的增长，这种同伴关系的困难和社会孤立状态可能持续存在，从而影响儿童的学校适应和学业成绩，并从多方面影响儿童的自我概念和自尊水平。

其次，性虐待经历所造成的行为后果多表现为社会退缩、成绩下降、离家出走、焦虑、抑郁、自杀等。性早熟行为被认为是遭受性虐待儿童最具特征性的行为表现，即受虐待儿童常表现出一些与其年龄和发展阶段不相符合的成人化的性活动。

4.2.3.2 童年期虐待对儿童造成的长期影响

大量心理治疗实践和实证研究显示，个体早年如果遭受过不良刺激，往往会产生灾难性的持久影响，许多心理疾患，甚至躯体疾病都与这种早年创伤有关。许多研究表明，童年创伤性经历与一些人格障碍尤其是边缘性人格障碍具有高度的相关。Bailey 和 Gibbons（1989）对 294 名女大学生的调查显示，儿童时期遭受躯体虐待者有 38.9% 患有贪食症，比没有躯体虐待者患有贪食症的比例（5.8 %）要高得多。Briere 和 Runtz（1990）对 277 名女高中生的调查也显示，心理虐待和低自尊、躯体虐待和攻击行为、性虐待和不适当的性行为有关。Kaplan（1998）等人的研究指出，躯体虐待是青少年精神障碍的重要危险因素，遭受躯体虐待的青少年精神障碍发生率明显升高，其重性抑郁、品行障碍和物质滥用的发生率分别是对照组的 7 倍、9 倍和 19 倍。Durano 等（2004）研究显示，有童年创伤性经历的成人在遭受应激性刺激后易导致 PTSD，另外童年创伤性经历还与物质滥用、心境障碍、自杀现象等行为问题相关。Brown 等（2005）研究显示，躯体化失调病人较对照组具有更多的童年期情感虐待和躯体虐待经历。Grilo 等（2005）研究表明，情感虐待和情感忽视与高抑郁和低自尊显著相关。

儿童性虐待不仅对受害者有相当程度的直接、急性的短期伤害，而且对受害者的心理状态和社会适应功能也有长期的不良影响。Terry（1991）将性虐待界定为长期多重性创伤或“Ⅱ型创伤”，与灾难性事件导致的 PTSD（“Ⅰ型创伤”）不同，严重的性虐待可导致受害者性格特征的变化，出现明显的病理性防御（如否认、压抑、分离、自我暗示、认同攻击者等）。

4.3 儿童早期心理创伤的危害与防御

成长过程中，大多数人都可能经历这样或那样的创伤，但对每个人心理的影响或者伤害，一部分取决于儿童时期的个性特点等因素，还有更重要的就是来自于父母或亲人的关怀与爱。是否能从父母或亲人那里获得安慰、解释或支持，极大地决定和影响着孩子早期的心理创伤经历是否会对他们以后的人生发展产生不良作用。

4.3.1 儿童早期心理创伤的危害

儿童早期心理创伤的危害主要表现在以下几个方面：

4.3.1.1 儿童在以后遇到类似紧张状态时更加不会处理

例如，某些曾溺水的孩子长大后可能会产生恐水症。如果儿童接二连三地遭受类似的心理创伤，那么他应该正常发展的人格就会中断，即使长大后采取了弥补措施，创伤可能有所好转，但也可能永远根治不了。儿童早期经历对以后的自我评价、自我认识起主要作用，心理疾病患者的任何问题都可以追溯到他们在早期生活经历中的创伤，如每一个自卑的人都能够清楚地回忆起自己在童年时期很多情景中的自卑感受，正是这些记忆中的感受使他们普遍缺乏自信，不能充分展示自己的能力，从而在社会生活和工作竞争中处于劣势。

4.3.1.2 人际交往出现适应性减弱

长期与父母分离或单亲家庭的孩子在人际交往能力方面普遍较弱。父母与孩子间的相互交流和情感纽带将塑造儿童在随后的社会关系中的期望和反应。如果父母常常耐心地向孩子解释各种游戏和社会规则，告诉他们在何种情况下该如何去做，那么儿童就会更快地掌握规则。

4.3.1.3 形成自卑心理

父母离异的孩子容易产生自卑感，觉得别人都有爸爸妈妈，自己只有一个，自己是被遗弃的。此外，父母婚姻的失败会给孩子的心灵蒙上一层阴影，使他们在成年后面对自己的婚姻容易产生不安全感和恐惧感，对婚姻缺乏信心。

4.3.1.4 性别发展出偏差

单亲家庭中的孩子性别发展较容易出现偏差或长大后与异性交往出现困难。父母在家庭中所扮演的性别角色直接影响着孩子的性别发展，父母是孩子性别发展最初的观察和模仿对象，缺少任何一个都不利于孩子的成长。

4.3.2 儿童早期心理创伤的防御

儿童早期心理创伤可从以下几个方面加以防御：

4.3.2.1 培养孩子健康心理的理念

父母要有孩子的心理健康从幼儿时期开始培养并保持的观念。父母不仅要关心孩子的身体和学习问题，更应多关心孩子的心理发展与变化，及时发现问题，在孩子情绪出现波动时耐心询问，弄清问题的根源。对于某些使孩子自尊心受到挫伤的情况特别要认真对待，防止这类心理创伤影响他以后的人格发展。这类创伤由于常常发生在日常生活中，所以也最容易被忽视。

4.3.2.2 有针对性地采取措施与对策

在了解到孩子受到哪种心理创伤后，父母就可以针对不同情况采取对策。如果是蛇咬和溺水等情况，父母可以向孩子浅显地解释说明，并且有意识地带孩子逐渐增多接触这些事物，使他们在心理上慢慢接受，消除恐惧和其他相应的消极情绪。在失败或自尊心受到挫伤后，父母应及时给予孩子鼓励、肯定或支持，让他们在接受自身不足的同时发现优点，树立信心，认识到每个人都有优点和缺点，相信自己有能力干好一些事情，并在他们取得每一点进步和成功时都及时给予赞扬和鼓励。对于与父母分离的儿童，父母或其他亲人及老师应给予孩子更多的关怀和爱护，不要让孩子因为自己与别的孩子不一样而感到自卑，因为缺少爱而产生人格障碍。但这里需要格外指出的是，关怀和爱护绝不等于溺爱，特别是由老人抚养孩子时尤其要注意这一点。

4.3.2.3　对孩子要坦诚，建立孩子与人交往的信任感

单亲家庭中的父母也应该经常往来，亦不必隐瞒和欺骗事实，避免孩子对成人产生不信任感。父母需要向孩子进行解释，告诉他们离异是成人的一种生活选择，是一件正常的事情，父母永远都会爱他们，尽量消除父母婚姻的失败对孩子未来生活可能造成的潜伏的阴影。特别要注意的是，父母千万不要因为自己婚姻的失败就向孩子灌输一些思想。例如，天下男人或女人都不是好东西等，这样只会使孩子在成年后对异性或婚姻产生不正确的看法，影响他们的幸福。最后，如果在父母的关注和努力下仍然不能消除孩子的心理创伤，那么就应该找专业的心理医生了。医生会依据不同情况采取各种专门技术（如系统脱敏法、提供榜样法等）对儿童的心理创伤进行较深入的治疗。

4.4　小结

儿童虐待所导致的精神方面的影响在短时间内并不能被明显察觉，而且对个体经验评价、自尊以及整个人格功能的发展会有长期的影响。通常，多种虐待会同时发生，这时就需要评价它们的累积作用。另外，儿童对这种经历的评价和理解、周围社会所赋予这种经历的含义和儿童获得的支持均会影响童年创伤性经历所造成的结果。例如，性虐待对儿童造成创伤的并不只是性虐待本身这个行为，更多的是由之产生的无助感、背叛感、肮脏和罪恶感。所以，同样的创伤性事件对不同的孩子会产生不同的结果，这和儿童对所发生事件的理解以及可以影响他们理解的认知和人格因素有关。

5　心理创伤与分离的国内外研究

有过创伤性经历的个体常常会在注意和记忆上有困难（Cuff, McCullough & Pumarlega，1994；DePrince & Freyd，1999；Freyd，1996；Hunter，2001）。注意有困难，无论是对 PTSD 还是对分离性障碍都是一个非常关键的特征。照顾者通常把分离性的儿童描述为“spacey”（空蒙性）、“迷糊状态”、“在它们自己的世界里”，类似于通常的白日梦者（Putnam，1997）。PTSD 的儿童也有注意困难，DSM－Ⅳ对 PTSD 的诊断就包括“很难集中精神”症状以及“过分警觉”（hypervigilance）、经历侵入性思维等几种症状，这些症状看起来都会干扰到集中注意的能力（美国心理学会，1994；Weinstein，Staffelbach & Biaggio，2000）。

可能因为注意症状常常和创伤有关，所以许多被虐儿童临床被诊断为注意缺乏多动障碍（attention deficit hyperactivity disorder，ADHD；Famularo，Kinscherff & Fenton，1992；McLeer，Callaghan，Henry & Wallen，1994；McLeer，Deblinger，Henry & Orvaschel，1992；Merry & Aadrews，1994）。这引起了临床学者和儿科医师的关注，可能因为它们在诊断 ADHD 时没有处理创伤性症状，而事实上这可能正是引起问题的根源。

在儿童和青少年精神病治疗中，分离常常被错误诊断、处理不当甚至分离性症状被忽略，这些似乎已成惯例。儿童和青少年的精神疾病有相当高比例会出现分离性症状，恰当的评估对他们的临床治疗非常重要（Saxe G N，van der Kolk B A，Berkowitz R，Chinman G，Hall K，Lieberg G et al.，1993）。目前已有一些研究表明，分离性症状在性虐待或其他类型虐待的儿童身上有 19% ~ 73%，住院的青少年人群范围是 23% ~45%（Silberg J L，2000）。

注意控制能力的下降是情绪障碍（如焦虑症、恐惧症、强迫症）和精神疾病（如精神分裂）的典型症状，由此会引起一系列认知和社会问题。这促使研究者关注情绪对注意过程的影响，为解决一系列医学、社会问题提供理论依据与实践基础。

目前，关于创伤性记忆争论的焦点是，是否有一些创伤类型是和事件的记忆损伤有关的，并且分离性个体回避对创伤性相关的信息进行编码。记忆问题在分离和 PTSD 上表现都很突出。研究者一直试图运用认知心理学的方法研究创伤后的悲痛形式，如急性应激障碍（ASD）（Moulds & Bryant，2002）、PTSD（Brewin，Dalgleish & Josep，1996），以及分离。

5.1 心理创伤的主要研究范式

目前，创伤性分离相关的研究范式主要有以下几种：Stroop 色词命名任务、直接遗忘任务和点探测任务。

5.1.1 Stroop 色词命名任务（Stroop Color-naming Task）

Stroop 效应是一种广泛使用的视觉选择性注意现象，即当词的印刷颜色与词的意义所代表的颜色相冲突，而任务是命名印刷色时（如呈现绿色印刷的词“红色”时，任务是说出它的印刷颜色“绿色”），和对照任务相比（如对用绿色印刷的“×××”或猫，说出它的颜色“绿色”），被试的反应要慢得多和更容易出错。最早是 1935 年 Stroop 发现并证明了这种效应，他发现，当人们命名 100 个冲突词的墨水颜色时，平均要花 110 s 的时间，而命名 100 个实心彩色正方形的墨水颜色，平均只需 63 s。二者之间的 47 s 的差异就是 Stroop 干扰量或者 Stroop 效应量。Stroop 干扰量已经被用作估计抑制系统效能的一种指标，干扰量越大，抑制效能越低。这个看起来简单的干扰现象为认知理论和选择性注意的神经机制提供了丰富的试验天地。

早期研究中，情绪 Stroop 是最常见的范式，对情绪词或情绪面孔颜色命名的反应时与对非情绪词或中性面孔颜色命名的反应时之差就代表了情绪信息产生的注意偏向：如果为正，就表明词或面孔的情绪信息得到了加工，对颜色的命名造成了干扰。Williams 和 Mathews 发现，临床焦虑症病人表现出了对威胁词颜色命名的延迟，高焦虑个体难以忽略负性信息，会分配更多的注意资源给负性词，而注意资源的相对缺乏导致了被试在颜色命名任务上的延迟。Macleod 和 Rutherford 发现，情绪干扰也可以出现在意识阈限之下。在 Stroop 任务中，刺激呈现 20 ms 时也出现负性偏向。Mogg 等用类似的方法发现，刺激呈现 14 ms 时，负性偏向与特质焦虑显著相关（而抑郁症没有产生负性偏向），而当刺激呈现在意识阈限以上时，没有产生类似的结果；对正性刺激，无论是在意识阈限之上还是之下，都没有发现注意偏向。Van Honk 和 Tuiten 发现，当情绪面孔只呈现 30 ms 并被中性面孔所掩蔽时，特质焦虑被试对愤怒表情的颜色命名要慢于对中性表情的颜色命名，支持了情绪信息在无意识状态下得到加工的观点。这些发现都与 Zajonc 的情感优先假说（affective primacy hypothesis）一致，该假说认为情绪加工在认知加工之前。

目前，情绪 Stroop 任务已经被广泛运用于各种心理障碍的信息加工研究上。典型的情绪 Stroop 任务是给被试观看特别恐惧的情绪性词汇（Williams，Mathews & Macleod，1996）。研究结果表明，PTSD 个体比非 PTSD 的控制组被试用更长的时间命名有威胁性的词汇的颜色（For，Feske，Murdock，Kozak & McCarthy，1991；McKenna & Sharma，1995；McNally，Kaspi，Riemann & Zeitlin，1990）。

5.1.2 直接遗忘任务

在直接遗忘任务中，呈现给被试项目，每个项目（或每列项目）呈现后，要求被试记忆或遗忘一些材料。无论是要求遗忘的项目还是要求记住的项目最后都要进行回忆测验。直接遗忘任务采用两种形式：项目法和系列法。在项目法中，指导语要求被试每个单词呈现后就记忆；在系列法中，指导语要求被试在一列单词呈现后再进行记忆。运用项目法时，被试可能选择性地回溯要记忆的单词；而在系列法中，被试可能去抑制要遗忘的单词（Basden，Basden & Gargano，1993；Macleod，1999）。

DePrince 和 Freyd（2001）要求高分离者和低分离者在分配注意条件下完成一个直接遗忘任务，包括中性刺激和情绪性刺激。在这个任务中，被试一次性看完电脑屏幕上呈现的一系列单词，然后按照指导语的要求记住或者遗忘一些单词。直接遗忘任务的传统作用是被试在要求他们记忆比要求他们遗忘的情况记住了更多的单词。显著的交互作用是，在要求记忆条件下，高分离者比低分离者对创伤性词汇的回忆较少，而是回忆了更多的中性词。这些结果与假设高分离者能够运用分配注意把威胁性信息保留在意识之外的观点是一致的。

5.1.3 点探测任务（Dot Probe Task）

情绪点探测实验范式与情绪 Stroop 实验范式类似，主要适用于情绪障碍个体、分离个体以及高焦虑特质个体。

点探测任务一般是先让被试将注意力集中在屏幕正中的注视点上，然后在屏幕分散的两个空间位置分别呈现负性评价词语和匹配的中性词语，或者呈现匹配的成对刺激图片，接着在两个词语或图片其中之一的呈现位置呈现探测刺激，让被试对探测刺激尽可能快速而正确地做出按键反应。该实验流程如图 5－1 所示。

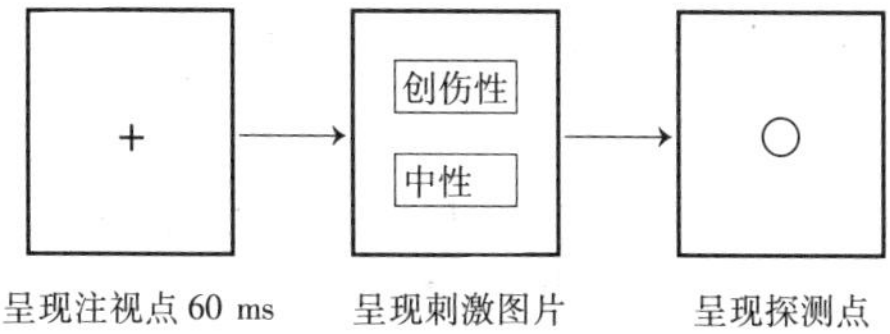

图 5－1　点探测任务流程示例

传统的视觉点探测实验任务通常用来测查注意资源的空间分配特点。在与情绪信息有关的视觉点探测实验中，一种设计方法是将两个词成对呈现在计算机屏幕上，两个词或图片以上下（或者左右）位置排列，其中一个是中性词（图片），另一个是消极情绪词（图片）。以词为例，它们同时呈现约 500 ms，要求被试大声读出位于上方的词。词对消失时，一个探测点（星号）出现在其中一个词所在的位置，被试要尽快对探测点做出按键反应。研究发现，焦虑个体对出现在威胁性含义词位置处的探测点的反应快于中性词位置出现的探测点，并且差异显著。该结果也说明，焦虑个体对威胁性刺激存在注意偏向。鉴于双听点探测实验可能存在由于注意转移而造成的意识污染，Holende 提出了视觉掩蔽实验模式（visual masking），它能较好地避免这一问题。因此，视觉点探测掩蔽任务（masked version of the dot probe task）似乎对证明前注意阶段存在负性偏向更有说服力。在 Mogg 等人的实验中，词对在视知觉的阈下水平呈现 14 ms，紧接着出现的一对掩蔽刺激（任意组合的字母串）也呈现 14 ms，探测点出现在掩蔽刺激对的其中一个位置上，被试要对察觉到的探测点尽快地做出按键反应。任务结束后的检测表明，每个被试对刺激词的觉察都未达到意识水平。实验中，词对中的一个词为消极词，另一词为中性词。结果显示，在没有压力的条件下，高焦虑特质被试对消极词位置出现的探测点的反应较快。这类研究与情绪 Stroop 掩蔽实验的结果一致，显示出焦虑个体对负性情绪信息存在注意偏向，而且注意偏向发生在信息加工的早期阶段。

运用点探测范式得到的实验结果易于解释，在验证对空间某位置的注意偏好上更具说服力。如果当探测刺激和负性评价词语或图片在同一位置上出现时被试反应时短，这说明被试对负性词语或图片存在注意偏好，因此负性刺激消失，在该位置上紧接着呈现探测刺激时被试的反应快。相反，如果探测刺激和中性刺激的位置匹配时被试反应时长，这就说明被试回避负性刺激。

5.2 分离对心理创伤的影响的认知研究

近几年，对创伤进行系统的认知实验研究成为热点。背叛创伤性理论、回避编码假说、恐惧网络假说以及警戒回避假说都是在认知心理学的框架内提出的理论，研究者们在此基础上进行了不同角度的认知研究。

我们发现当前该问题的研究存在着三个方面焦点：一是“是否存在回避警戒”；二是“是否存在回避加工”；三是“是否存在回避记忆”。我们设想，创伤性分离个体对创伤相关信息进行加工的时候，首先会对创伤相关信息予以警戒，产生回避注意；而当个体无法回避注意，如要求其进行有意注意时，创伤性分离个体会回避加工；但当个体无法回避加工时，如被要求进行有意记忆时，创伤性分离个体会回避记忆或者有意遗忘。为此，我们采用三种实验范式来研究这些问题。

5.2.1 创伤性分离个体对创伤性信息的注意加工研究

实验 1

本实验中，我们采用 Stroop 色词命名任务，忽略词的意义，只对词汇的颜色进行命名反应。实验假设为：如果个体的分离趋势与基本的认知过程（即注意记忆）具有相互的关联性，分离个体的注意加工模式符合恐惧网络假说和背叛创伤性理论，那么，在标准 Stroop 任务上，高分离被试对创伤性词汇的命名反应时间会显著长于低分离被试的命名反应时间，在有意注意的 Stroop 双任务版本上，高低分离组被试对创伤词的命名时间就会差异不显著。

Stroop词：红、黄、蓝、绿、红、黄、蓝、绿

一致性词　　非一致性词

中性词：洗衣机、电视、衣柜、桌子……

创伤词：强奸、精液、虐待、殴打……

图 1　Stroop 效应实验范式

1．被试选择

根据 DES（分离体验量表）得分筛选大学生被试。高分离被试最后有效的数据是 44 名，低分离被试最后有效的数据是 48 名。所有被试裸视或矫正视力正常，无视觉障碍或色盲。

DES 是一种测量分离趋势的自陈式量表。本研究对四所大学 1 000多名大学生进行 DES 测试，有效回收量表 844 份，其中 120

名被试的DES得分高于15分（平均分0.54），69名被试DES得分高于20分（平均分0.71）。我们邀请到了111名高分离被试（DES得分高于15分）和100名低分离被试（DES得分低于5分）来参加我们的实验1和实验2。

参加本实验的高分离组被试不仅比低分离组被试具有较高的分离性特质，而且具有较高的分离性状态。参加正式实验前，我们对高分离组被试就DES中的28个问题所包含的三种变量因素（因素1，“注意—想象干扰”，如对谈话内容的遗忘和对疼痛的忽视等；因素2，“分离状态特性”；因素3，“人格解体—现实解体”）进行了随机试测查，了解被试分离体验频率的真实状况，据此我们删掉了18%的不合格高分离被试。

2. 实验材料和测量工具

2.1 分离体验量表（Dissociative Experience Scale，简称DES）

DES是Bernstein和Putnam（1986）发展的一套包括28个项目的用于评估分离性症状的简要自陈式量表，该量表用于评定分离在精神病障碍上的影响和评定分离性障碍（Carlson & Putnam，1993），要求被试在每个项目上对符合自己的情况作0%～100%的评定。该量表具有施测简便，对被试没有伤害性的优点。

DES在三个研究中的重测信度系数是0.79～0.94，在两个研究中的分半信度系数是0.83～0.93（Carlson & Putnam，1993）。目前该量表已经被译成法、西班牙、意大利、北印度、柬埔寨、以色列、日本、挪威、捷克等多国文字，其信效度评分基本一致。

2.2 评定实验

我们从英文版实验材料选择了20对词汇（中性词汇和创伤性词），为了确保英文材料符合中国人的文化和理解习惯，30名不参加正式实验的心理学与中文系研究生对词汇材料进行了类别等级评定。评定时给每名被试发一张册子，册子上包含校对、评定说明，首先评定20个英文词汇的翻译，接下来评定我们选取的24个中文创伤性词汇和24个中文中性词汇。评定时要求被试仔细阅读这些词汇的英文版，并核对这些词汇的中文翻译，“根据你的理解，这些词汇应该如何翻译才符合中国人的理解习惯，请写出你的中国化的标准翻译”。然后，对所有词汇进行类别等级评定（1~5），1代表词汇完全具有创伤性，5代表完全没有。最后，我们选择出了32个创伤性词汇和32个中性词汇，典型性等级分别在3.0以上。

2.3 实验材料

词汇材料：实验刺激词来自于5个范畴。32对词汇（创伤词和中性词），16个Stroop词汇，包括颜色一致的4个和颜色不一致的12个，加上4个基线刺激（xs），因此最后每名被试都对84个刺激词汇进行命名反应。

中性词（如“桌子”、“电视”、“橱柜”、“窗帘”）；创伤性相关的情绪性词汇（如“袭击”、“羞辱”、“乱伦”、“受害者”）；不一致词汇（如单词“红色”用蓝墨水书写）；一致性的词汇（如单词“红色”用红墨水书写）。练习试验和最后的正式实验都写上被试的名字。

3. 实验设计与程序

2（分离：高分离，低分离）×4（词汇类型：创伤词，中性词，颜色一致Stroop词，颜色不一致Stroop词）的两因素混合设计，分离为组间因素，词汇类别为组内因素。

每名被试在正式实验前都进行了色盲测试，给出配对的7种颜色词汇卡片（红、黄、蓝、绿、青、橙、紫），请被试对颜色进行识别判断，所有被试都能进行正确识别。

实验采用独立一对一方式进行，所有实验在语音实验室进行，每室一名主试负责整个实验过程。完成一个实验流程需要10~20 min。主试的一个重要任务是对被试的命名反应进行正确率判断，正确按“1”键，错误按“2”键。

刺激词呈现在电脑白色屏幕中心，每个刺激出现4种颜色中的一种（红、绿、蓝、黄），要求被试“尽可能快速而准确地对呈现的刺激词汇的颜色用面前的麦克风进行大声的词汇颜色命名，忽略词的意义”，要求被试如果有错误也不要纠正。每个刺激消失后，间隔100 ms，下一个刺激出现。创伤性词汇和中性词随机被印上“红色”、“绿色”、“黄色”和“蓝色”，16个Stroop词汇掺进其中。所有刺激词汇的呈现顺序对于每个被试都是随机安排的。颜色命名反应实验后，给被试5 min的自由回忆测验时间，主试要求每名被试在纸上写下所有他们能回忆到的刚才实验中呈现过的词汇，不必理会词的颜色。

练习实验和正式实验开头和结尾均有一个要求写下被试名字的任务，帮助减少记忆任务中出现首因效应或者近因效应。

4. 实验结果与分析

实验1统计了高低分离被试对创伤词、中性词、Stroop一致词和Stroop不一致词的命名反应时间，同时统计了高低分离被试对创伤词和中性词的回忆率，以及词汇命名任务的错误率。首先，我们删掉了平均命名反应时间3个标准差之外的极端数据记录，删去的数据占总数据的3.15%。然后，删掉命名反应的错误率超过25%的被试。这样，我们最后的数据是41名高分离被试和41名低分离被试。被试的命名反应时间参见表1。

表1　情绪性词汇的命名平均反应时间（ms）及错误率（%）

分　离	词汇类型		探测错误率
	创伤词	中性词	
高分离	693.29（100.89）	648.08（69.99）	4.33
低分离	665.13（89.09）	642.74（89.30）	3.40

实验1对不同类型被试和不同类型词汇的平均命名反应时间进行方差分析。结果显示，$F(1, 80) = 2.40$，$p < 0.05$，差异显著。高低分离组被试对创伤词的平均命名反应时间的简单效应检

验表明，$F\ (1,\ 80)=1.794$，$p<0.05$，高低分离组被试对中性词的平均命名反应时间的简单效应检验表明，$F\ (1,\ 80)=0.091$，$p=0.764$，高低分离被试在Stroop颜色词上的命名反应时间的方差分析结果显示，$F\ (1,\ 80)=0.00$，$p=0.992$。

表2 Stroop **词汇的命名平均反应时间**（ms）

分　离	词汇类型	
	Stroop一致词	Stroop不一致词
高分离	607.66（89.78）	762.62（150.75）
低分离	587.39（104.41）	742.07（140.69）

接下来，我们统计了两种分离水平被试对两种类型词汇的平均回忆率。

表3　两类词汇的平均回忆率（%）

分　离	词汇类型	
	Stroop一致词	Stroop不一致词
高分离	4.98（4.31）	4.66（3.67）
低分离	6.67（3.70）	4.98（2.70）

对回忆率进行检验，被试类型与词汇类型的方差分析结果显示，$F\ (1,\ 80)-1.697$，$p=0.196$，高低分离组对创伤词的平均回忆率的简单效应检验显示，$F\ (1,\ 80)=3.91$，$p=0.051$；高低分离组对中性词汇的平均反应时间的简单效应检验显示，$F\ (1,\ 80)=0.211$，$p=0.647$。

5. 小结

为了进一步证实个体分离趋势对注意加工的影响，我们还做了实验1的补充实验——实验1b。实验1b的主要操纵是调整Stroop命名任务的指导语，要求被试既对词汇的颜色进行命名反应，同时也记住词汇的意义。在要求有意注意的情况下，我们认为，如果高分离个体在注意上也是分离的，则在有意注意条件的Stroop双任务上，高分离个体如果具有分离注意的优势，他们对创伤词汇的命名时间和低分离个体的命名时间应该没有显著差异，反而不会受到Stroop效应干扰。

实验1b结果表明，高分离个体在有意注意Stroop条件下对创伤词和中性词的平均命名反应时间没有显著差异，尽管高分离组被试对创伤词的平均反应时间看起来比低分离组要长，但统计上并没有达到显著性水平。虽然强化了Stroop效应，仍然没有发现高分离组被试比低分离组被试对创伤词的反应时间的延长。从回忆率结果可以看出，高分离被试比低分离被试对创伤性词汇的回忆率明显偏低，而对中性词汇二者之间差异则不显著。高分离组被试对创伤词和中性词的反应时间没有差异，实验结果表明，高分离个体的注意也是分离，这种分离是意识层面的一种有意回避的表现。

这种高分离个体对创伤词汇刺激的反应减慢的研究结果，并不能很好地用符合语义恐惧网络假说的优先注意反应来解释，从趋势来看，反而更符合背叛创伤性理论，高分离个体通过分离把创伤性相关信息排除在意识之外。背叛创伤性理论认为，高分离个体的这种分离本身就是在无意识状态下对创伤性相关信息的一种无意识忽略或者回避，但背叛创伤性理论预测，分离个体的注意也是分离的，因而分离个体在注意上可能也具有一定的优势。从回忆率的统计结果来看，高分离被试比低分离被试对创伤性词汇的回忆率明显要低，不过在统计检验上二者之间的差异并没有达到显著性水平。据此，我们设计了实验2，继续考察个体分离的认知加工是否存在回避机制问题。

5.2.2 创伤性分离个体对创伤性信息的记忆加工研究

实验 2

在实验 1 的基础上，实验 2 采用“定向遗忘范式”技术模型来探索不同分离个体的注意和记忆加工。实验 2 中，我们结合实验 1 的研究，同时设置了不同的注意条件，即集中注意和分离（分配）注意条件，考察在不同的注意条件下，分离个体的记忆加工是符合注意阶段是回避注意且记忆阶段也是回避记忆，还是注意阶段是注意偏向的敏感性加工而记忆阶段却是回避的，或出现更多的有意遗忘。

实验 2 中，我们采用直接遗忘任务的系列法，同时创造了两种实验条件：一种是词汇呈现于集中注意条件；一种是词汇呈现于不断变换颜色的分离注意条件，主要考察被试的回忆率。实验假设为：如果分离个体的记忆加工符合回避编码假说，那么，在分离注意条件下对于要求记住的词汇，高分离个体比低分离个体回忆的创伤性词汇要少于中性词汇，反之亦然。

选择注意组		分配注意组	
记忆指导语	遗忘指导语	记忆指导语	遗忘指导语
6T 6N（黑白）	6T 6N（黑白）	6T 6N	6T 6N

图 1　直接遗忘研究范式

实验 2a

1. 被试选择

39 名高分离被试（平均年龄 20.0 岁，22 名男生，17 名女生），36 名低分离被试（平均年龄 20.5 岁，16 名男生，20 名女生）。所有被试裸视或矫正视力正常，无视觉障碍或色盲。被试筛选方式同实验 1。

2. 实验材料

材料为48个词汇，其中24个创伤性刺激词汇，如强奸、攻击、乱伦等；24个中性刺激词汇，如桌子、窗帘、椅子等。

实验材料的选择和评定同实验1。20名不参加正式实验的被试参与了评定。

3. 实验设计与实验程序

本研究为多因素混合设计，组内变量有：注意类型（选择注意组，分配注意组），词汇类型（创伤词汇，中性词汇），记忆类型（记忆指导语，遗忘指导语）；组间变量有：分离类型（高分离，低分离）。

在语音实验室独立进行测试。刺激逐组通过计算机呈现，每组6个词，每个单词呈现1 000 ms，一组刺激呈现完后，随后屏幕提示“记忆”或者“遗忘”，当出现“记忆”提示时，要求被试记住刚刚出现过的6个单词，如果词语后出现的是“遗忘”，则要求遗忘刚刚出现的单词。每个被试完成8组48个词汇后结束识记。

随后要求每个被试回忆并写下先前呈现过的词，不管是遗忘指导语条件还是记忆指导语条件，出现过的都写下来，5 min后结束回忆测试。

最后进行再认测试。计算机逐个呈现24个出现过的词汇和24个未出现过的词汇，中性词和创伤词各半，要求被试通过按键确认当前呈现的词汇是否在前边实验中出现过。

4. 实验结果与分析

删除了2名回忆率高于3个标准差的高分离被试的数据，最后统计了37名高分离被试和36名低分离被试。统计各实验条件下被试的回忆率，如表1所示。

表1 平均正确回忆率（%）

测验与条件	创伤词		中性词	
	记忆指导语	遗忘指导语	记忆指导语	遗忘指导语
高分离组				
选择注意	3.01（2.13）	2.42（2.00）	1.68（2.38）	1.79（2.12）
分配注意	1.85（1.85）	1.45（1.48）	2.26（2.08）	1.68（1.39）
低分离组				
选择注意	3.43（2.36）	1.85（1.56）	3.10（2.33）	2.13（1.93）
分配注意	2.08（1.70）	1.86（1.82）	1.91（1.66）	1.41（1.48）

进行四因素的方差分析，结果表明，注意类型、记忆类型主效应显著，分离类型、词汇类型主效应不显著。其中，注意类型主效应差异显著，$F=11.89$，df $=1$，$p<0.05$，选择注意条件下的回忆成绩显著高于分配注意条件下的回忆成绩，表明颜色控制是有效的干扰刺激。同样，记忆类型的主效应也差异显著，$F=11.39$，df $=1$，$p<0.05$，记忆提示条件下的回忆成绩显著高于遗忘提示条件，表明被试可以通过遗忘指导语，抑制目标词的记忆，说明记忆类型控制也有效。通过比较创伤词和中性词在不同分离类型被试上的注意干扰效应（如图2、图3所示），结果表明，高分离被试更容易被无关刺激干扰，说明高分离被试对无关刺激干扰的抑制能力较弱。

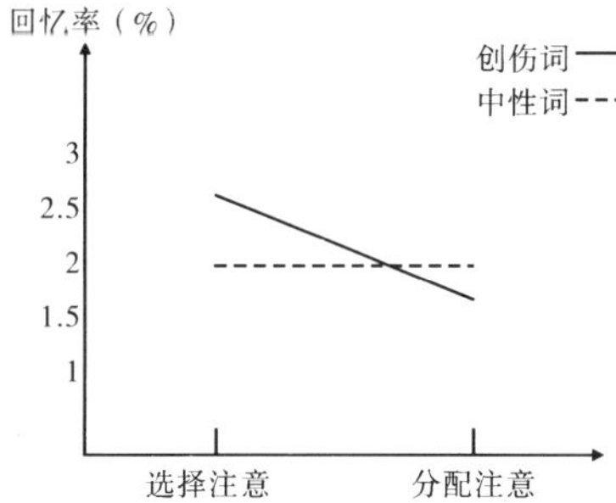

图2 高分离

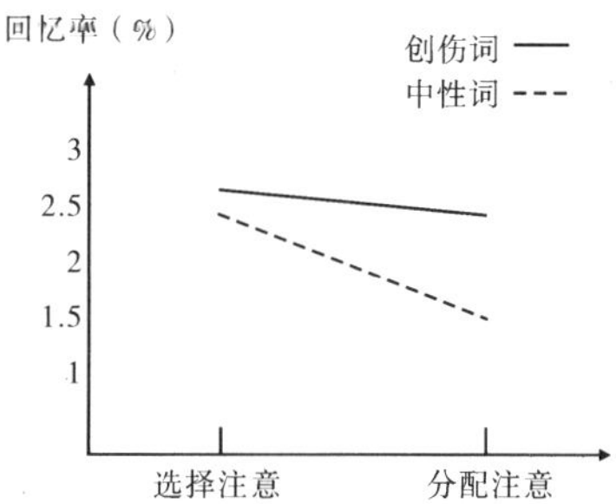

图3 低分离

图2表明，在高分离被试内，词汇类型和注意类型有交互作用，通过统计分析我们也发现达到了显著水平，$F=6.5$，$df=1$，$p<0.05$，说明高分离被试对创伤性词进行识记时，如果受到无关刺激干扰，回忆成绩会显著下降。低分离被试（如图3）则没有这样的效应。

通过比较创伤词和中性词在不同分离类型被试上两种记忆的抑制效应（如图4、图5所示），结果表明，高分离被试不仅对干扰刺激的抑制能力弱，而且对目标刺激的抑制能力也弱。

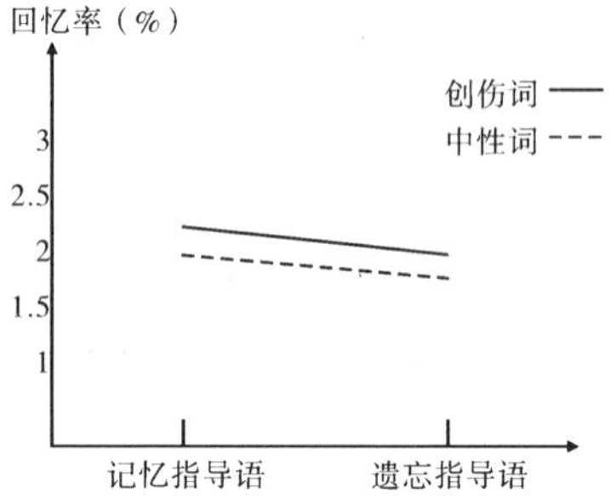

图4　高分离

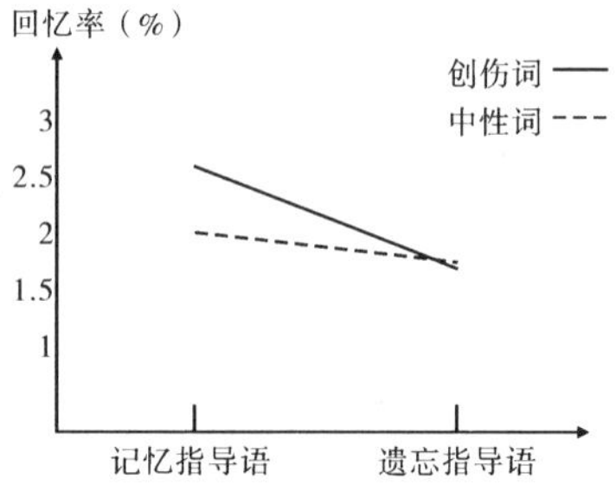

图5　低分离

图5表明，在低分离被试内，词汇类型和记忆类型有交互作用，后来的统计分析也发现达到了显著水平，$F=6.45$，$df=1$，$p<0.05$，说明识记指引不同，低分离被试能够对创伤性词进行有效的抑制。而高分离被试（图4）内，经分析发现词汇类型和记忆类型交互作用不显著，表明高分离被试对创伤词相对抑制能力较弱，要他们忘掉一些创伤性的记忆相对较难。综上所述，注意类型和记忆类型显著地影响了高分离被试对创伤词的记忆（表1），表现出“应该注意的不能注意，应该遗忘的不能遗忘”的现象，这可能是因为高分离者在抑制功能上不如正常个体。

统计各实验条件下被试的再认情况（表2）。我们以再认敏感性作为因变量（再认敏感性=再认击中率/再认误认率，再认误认率指先前没有识记过的词汇被判断为识记过)。我们认为，“再认敏感性”比单独使用“再认正确率”作为因变量指标能更好地反映被试的再认情况。

表2　平均再认敏感性

测验与条件	创伤词		中性词	
	记忆指导语	遗忘指导语	记忆指导语	遗忘指导语
		高分离组		
选择注意	5.07（3.48）	3.63（2.99）	4.48（3.57）	3.29（2.84）
分配注意	3.13（2.55）	2.87（2.69）	2.96（2.55）	2.20（2.19）
		低分离组		
选择注意	4.01（3.14）	2.85（2.56）	2.67（2.38）	2.79（2.12）
分配注意	2.85（2.85）	2.45（2.48）	3.26（3.08）	2.68（2.39）

再认敏感性方差分析的结果和先前回忆率方差分析情况一致，两者均表明，注意类型和记忆类型显著地影响了高分离被试对创伤性词的记忆，从另一个角度再次表明，高分离被试注意上容易受无关刺激的干扰，记忆上不容易忘掉需要遗忘的内容。

尽管实验2a回忆和再认的结果均表明，词汇类型和分离类型的主效应差异不显著，$F=2.33$，df = 1，$p>0.05$；$F=3.17$，df = 1，$p>0.05$；$F=2.35$，df = 1，$p>0.05$；$F=3.37$，df = 1，$p>0.05$。但我们仍然观察到，高分离被试总识记效果似乎要好于低分离被试，创伤词的识记效果似乎好于中性词。这个结果似乎说明，高分离被试没有对创伤词回避加工，如果存在回避加工，高分离被试对创伤词的识记成绩应该低于低分离被试。

我们认为，可能被试识记的时间过短，实验2a每个词呈现的时间是1 000 ms，这个时间可能不足以激活被试的创伤性记忆。为此，我们试图延长刺激的呈现时间为每词1 500 ms，进一步探索创伤分离者记忆和注意的认知加工。此外，实验2b通过延长刺激的呈现时间，进一步探索创伤分离者是否和焦虑症患者一样存在着警戒机制。如果高分离者也是基于防御的目的对伤害性信息回避加工，那么延长词汇呈现或识记时间，高分离者对创伤词回忆和再认的成绩上升的幅度应该低于低分离者的成绩提高幅度。在实验2a中我们还发现回忆率很低，大部分的被试只能回忆出1~2个词，实验2b排除了实验2a可能存在的“地板效应”。

实验2b

1. 被试选择

获得被试的方法同实验1，广州另外一所大学本科生，25名高分离被试（平均年龄21.0岁，9名男生，16名女生），28名低分离被试（平均年龄21.5岁，11名男生，17名女生）。

2. 材料与设计

同实验1。

3. 实验程序

实验程序与实验1相同，不同的是每个词的呈现时间延长至1 500 ms。

4. 结果与分析

统计各实验条件下被试的回忆率，如表3所示。

表3 平均正确回忆率（%）

测验与条件	创伤词		中性词	
	记忆指导语	遗忘指导语	记忆指导语	遗忘指导语
高分离组				
选择注意	5.40（1.34）	5.75（1.38）	6.49（2.16）	8.22（2.54）
分配注意	5.67（1.85）	7.42（2.37）	6.42（2.32）	7.34（2.38）
低分离组				
选择注意	7.89（2.07）	3.92（2.08）	8.04（2.02）	8.11（2.11）
分配注意	8.25（1.84）	9.00（2.13）	8.11（2.29）	8.11（1.64）

进行四因素的方差分析，结果表明，注意类型、词汇类型、分离类型主效应显著，$F=20.95$，df = 1，$p<0.01$；$F=15.85$，df = 1，$p<0.01$；$F=25.83$，df = 1，$p<0.01$；记忆类型主效应不显著，$F=1.31$，df = 1，$p>0.05$。和实验 2a 结果不同，分离类型的主效应变为显著了，而记忆类型的主效应变为不显著了，这个结果很有意义。延长刺激呈现时间后，高分离被试回忆成绩就显著低于低分离被试了，说明高分离被试可能存在一种“先注意后回避”的认知机制，回避加工一些感到有威胁的信息。同时，记忆类型的主效应变为不显著了，说明随着刺激词呈现时间的延长，记忆类型的操纵变得不起作用了，也就是说，无论在哪种记忆指导语下，被试识记后回忆的效果差异都不显著。

此外，我们还发现注意类型主效应显著，但和实验 2a 趋势相反，分配注意条件下比选择注意条件下回忆成绩要高，说明了延长刺激呈现时间，加入颜色不但没有产生干扰作用，反而增强了记忆。可能在这种条件下，颜色使词汇特点更加鲜明反而有利于记忆。

因此，从注意类型和记忆类型的主效应情况来看，实验 2b 由于刺激呈现时间的延长，注意类型和记忆类型的操纵是无效的。因为词呈现时间足够长，颜色就不能干扰被试的注意了，遗忘指导语也无法使被试通过抑制去遗忘了。但是，这不影响我们进一步分析被试的“先注意后回避”的认知机制。

合并注意类型和记忆类型的数据，只考虑分离类型和词汇类型的结果，我们发现，分离类型和词汇类型的交互作用不显著，$F=0.223$，df = 1，$p>0.05$，这个结果和我们的预期不一致。产生这样的结果，可能是由于高分离被试在中性词的回忆率上偏低造成的。我们随后比较了再认的结果。

同上，我们合并了注意类型和记忆类型的数据，以再认敏感性作为因变量进行了分析，如表 4 所示。

表4　平均再认敏感性

分　离	词汇类型	
	创伤词	中性词
高分离	6.66（2.13）	8.34（2.57）
低分离	7.99（3.10）	8.63（1.95）

进行2×2方差分析，结果表明，分离类型和词汇类型主效应显著：$F=12.62$，df=1，$p<0.01$；$F=20.86$，df=1，$p<0.01$。这说明了延长刺激呈现时间，高分离被试再认成绩显著低于低分离被试，验证了高分离被试存在着“警戒—回避”的认知机制，对某些感到有威胁的信息不予加工。

和回忆的结果不同，再认的结果显示，分离类型和词汇类型的交互作用显著，$F=4.174$，df=1，$p<0.05$，进一步做简单效应检验，发现高分离被试和低分离被试在创伤词的再认上差异显著，$t=3.60$，df=210，$p<0.01$，而在中性词上的再认差异不显著，$t=0.95$，df=210，$p>0.05$，显示出高分离被试再认成绩低于低分离被试，差异主要来自于创伤的再认，似乎验证了高分离被试“警戒—回避”机制的存在。

因此，我们考虑设计实验3验证这种动态的、时程性的加工模式，通过控制时间变量，考查是否在不同的时间控制要求下，被试既存在敏感性加工，也存在反映回避加工的反应延迟。

5.2.3　创伤性分离个体注意和记忆加工时程性研究

实验1和实验2分别独立地考察了创伤性分离个体的注意和记忆，但并没有把两者结合起来，分离的这种注意和记忆加工是发生在不同的两个个体身上的，即分离的注意和记忆是在不同个体身上作比较。那么，为了研究我们的总体假设，就需要研究同一个分离个体身上注意和记忆的现象，因此，我们设计了实验3。实验2中，在控制注意条件研究记忆时，我们采取的是操纵注意对象，实验3中我们试图操纵注意时间。

实验3的假设是，高分离个体在最初加工阶段可能会对伤害性信息予以警戒，当警戒失效的时候（有意注意一定时间），个体会回避加工，并因此导致回忆和提取困难，出现有意遗忘。

这样，个体对与创伤有关的信息可能会采取具有时程特点的警戒—回避模式。由于积极视觉搜索凝视的转换时间是200～300 ms，所以，如果呈现时间很短，如100～200 ms，就不能考察出个体的注意状况，因此，选择500 ms的呈现时间。如果符合"语义恐惧网络"假说，那么，当信号传递到大脑内时，信号与语义网络相关节点的信息连接就会使得个体迅速对创伤性有关的信息保持预先警觉；当呈现时间继续增加到大约1 500 ms，被试就可能会对刺激采取回避加工模式，即在注意阶段不对刺激进行编码或者在记忆阶段不进行复述，或者在提取阶段采取回避策略，对信息进行抑制。根据先前的研究，抑制可能是创伤性相关记忆损伤的一个机制，由此产生外显性的遗忘。

Mogg曾证明，高焦虑的被试在短时呈现时对高威胁性图片的认知加工是警戒性注意，在长时呈现时没有表现出注意偏向，而是采取回避性策略。由于创伤性分离和焦虑都属于负性情绪，而根据实验2的研究结果，高分离个体对创伤性刺激的认知加工模式符合回避编码假说，那么这种回避加工可能也具有警戒—回避的时程特点。

实验3中，我们采用Mogg和Bradley在2004年的研究中所采用的点探测研究范式，我们使用生态效度较好的IAPS图片，经过类别筛选和等级评定，对高分离个体和低分离个体在两种呈现时间（即500 ms 和1 500 ms）条件下，都随机呈现两种类型的图片（即创伤性图片和中性图片），图片呈现消失后，要求被试对相应位置出现的点进行探测反应。实验假设认为，如果分离个体的认知加工模式具有时程性，符合警戒—回避假说，那么，高分离个体在500 ms 的呈现时间条件下，对创伤性图片点的探测反应时间应该快于对中性图片点的探测反应时，被试对创伤性图片是进行警戒性的负性注意偏向反应；接下来，在1 500 ms 呈现时间条件下，让被试不得不注意创伤性威胁刺激，如果符合警戒—回避加工模式的时程性的第二阶段回避加工，那么，这时高分离个体对创伤性图片的反应和对中性图片的探测反应差异应该不显著，或者探测时间显著短于对中性图片的反应时间。

目前还没有研究证实，分离个体对创伤性相关刺激的反应方式是否也符合警戒—回避的加工模式。我们认为，创伤性分离个体的注意加工模式可能是具有非常重要的社会意义的警戒—回避加工。注意警觉可导致重复性的对威胁刺激的简单暴露，这样可能干扰了刺激从而引起恐惧情绪。而根据 Rachman（1998）的研究，回避能够阻止情绪加工，这种加工的不充分可能会使高创伤性分离个体继续维持与外在世界的和谐状态，避免触及和回忆过去的痛苦经历。

我们之所以运用图片材料是因为图片刺激比词汇刺激更能激起个体的情绪反应和创伤体验，具有更好的生态效度。图片也具有充分的复杂性以保证维持注意加工；而一旦一个词汇被语义加工，就没有信息性条件继续保持它的视觉表征。这样，词汇可能在研究分离个体在威胁线索注意反应时间的进程性上有一定限制性。

实验将呈现创伤性图片和中性图片，在500 ms 视觉探测任务中评估最初的警戒反应，1 500 ms 呈现考察警戒之后的回避反应。每对图片呈现之后，立刻有一个探测刺激出现在图片呈现的相应位置，要求被试立刻对探测刺激进行快且准的反应。在视觉呈现领域，探测任务的基本原理是人们对注意过刺激的反应要快过没有注意过的。500 ms 是被广泛应用的一种呈现时间，无论是词汇刺激还是图片刺激，在临床和非临床的高焦虑个体身上都证明增加了对威胁的警戒：焦虑个体趋向于更快地对威胁刺激作出反应。此外，最初的凝视转换表明，负性注意评估在 500 ms 显示最初的对情绪性面孔的适应。根据 Kowler（1995）的研究，积极视觉搜索期间凝视转换的间隔大约为 200 ~ 300 ms。因此，选择 1 500 ms 的持续时间作为较长的呈现时间，足够注意在图片对之间实现多次的转换，也因此允许注意维持在威胁刺激之上或远离威胁刺激。

实验 3

1. 被试选择

24 名高分离被试，23 名低分离被试。所有被试矫正视力正常。被试选择同实验 1。

2. 研究材料

图片刺激选自 IAPS（International Affective Picture System）图片系统。进行刺激筛选和图片类别等级评定预实验，大约 108 名未参加正式实验的大学生对 90 张筛选出的 IAPS 中性和创伤性图片进行了类别和等级评定（见表 1、表 2），最后共选出 32 张创伤性图片和 32 张中性图片，刺激对为 32 对。

表 1 创伤性图片等级评定的平均数与标准差

创伤性图片（IAPS 图片编号）	评定等级	创伤性图片（IAPS 图片编号）	评定等级
1070	3.00（1.23）	2810	3.62（1.23）
2055	2.86（1.22）	3220	3.38（1.25）
2053	3.60（1.19）	9440	3.64（1.42）
2690	2.82（1.22）	9230	3.11（1.30）
2683	3.23（1.31）	9253	3.83（1.31）
2694	2.96（1.54）	9301	3.42（1.44）
3022	3.62（1.22）	9302	3.64（1.43）
3060	4.43（1.10）	6313	2.80（1.14）
3100	4.36（1.17）	6330	3.43（1.26）
3550	3.64（1.12）	6311	3.63（1.21）
2800	3.84（1.23）	6510	4.36（1.17）
3550	3.64（1.55）	3500	2.84（1.33）
2385	2.98（1.31）	9921	3.24（1.07）
9041	2.88（1.31）	3010	4.08（1.25）
2695	3.17（1.22）	3220	3.41（1.23）
3120	4.11（1.22）	3301	3.50（1.13）

表 2 中性图片等级评定的平均数与标准差

中性图片（IAPS 图片编号）	评定等级	中性图片（IAPS 图片编号）	评定等级
1440	2.97（1.67）	7475	2.78（1.25）
7025	3.32（1.39）	7130	2.83（1.28）
7035	3.30（1.36）	7205	2.83（1.24）
7090	3.01（1.37）	7950	3.24（1.07）
7150	2.86（1.20）	7490	2.93（1.40）
7170	2.92（1.33）	7352	3.64（1.43）
7175	2.91（1.32）	7190	2.75（1.31）
7211	2.98（1.39）	7234	3.42（1.44）
7475	2.55（1.25）	7217	3.42（1.24）
7560	2.66（1.25）	7041	3.63（1.21）
7236	2.92（1.35）	7100	4.43（1.10）
7235	3.11（1.32）	7140	3.36（1.21）

3. 实验设计与研究程序

本研究为2（呈现时间：500 ms，1 500 ms）×2（图片类型：创伤性，中性）×2（分离组类型：高分离组，低分离组）三因素混合设计。

实验首先呈现一个注视点“+”，呈现时间为60 ms，然后会出现刺激图片对，图片对的左右和上下顺序随机。图片对呈现时间为500 ms或1 500 ms，图片消失后会呈现一个圆点“·”，要求被试尽可能快速而准确地对这个点做出反应。直到被试按键反应，探测刺激消失，间隔时间从500 ms到1 750 ms之间变化。正式实验前有练习实验。指导语呈现时强调“实验中可能会呈现一些令你感觉不愉快的图片，如果你有任何不适，随时可以退出实验”。

4. 实验结果与分析

（1）创伤性图片。

分离组类型的主效应显著，$F(1, 45) = 27.352$，$p < 0.01$，分离组类型和呈现时间的交互作用显著，$F(1, 45) = 10.816$，$p < 0.05$。高分离被试在500 ms点探测的反应时间显著地短于1 500 ms的探测反应时间，$t(23) = 4.452$，$p < 0.01$，500 ms明显地对创伤性图片的敏感性有警戒反应，1 500 ms探测反应时间显著增长，呈现出回避加工的趋势。（见图1）

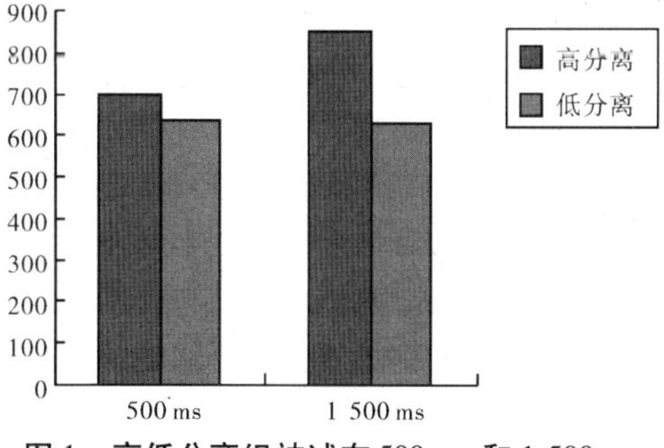

图1　高低分离组被试在500 ms和1 500 ms下对创伤图片的探测反应时间

（2）中性图片。

对中性图片的反应时间进行方差分析，呈现时间主效应不显著，$F(1, 45) = 0.345$，$p = 0.56$，分离组类型和呈现时间之间的交互作用不显著，$F(1, 45) = 1.243$，$p = 0.271$。

实验结果表明，高分离被试最初在较短的刺激呈现时间500 ms对创伤性图片是警戒性反应，最初的警戒随着刺激呈现时间的延长而递减，在随后1 500 ms的呈现时间对创伤刺激的反应是回避。本研究运用生态效度较好的图片，初步验证了创伤性分离个体注意加工的时程性模式。

5.2.4 总讨论与分析

实验1结果表明，分离趋势和基本的认知过程（注意和记忆）之间具有关联性。Stroop干扰效应的结果至少表明，高分离个体比低分离个体在Stroop双任务上表现得更好，而低分离个体在集中注意任务上表现得更好。这说明，虽然高分离个体被认为在各方面受到损伤，但在一些情境中他们仍然具有认知优势。

实验2在分配注意条件下呈现要求记住词汇，高分离被试比低分离被试回忆更多的中性词汇，较少的创伤性词汇。在分配注意条件下呈现要求遗忘词汇，高分离被试比低分离被试再认更多的中性词汇，而对创伤相关的词汇再认较少。和实验1研究结果结合起来（DePrince & Freyd，1999，2001；Freyd et al.，1998），这些研究结果表明，注意情境对高分离个体加工创伤信息有重要影响。

实验3考察高低分离个体对中性和情绪性图片的反应。有创伤性历史的高分离被试比无创伤性历史的被试在短时呈现上对情绪性图片反应较快，而在长时呈现上则反应较慢。

5.3 小结

综合本实验的创伤性威胁信息。综合本实验和前人研究，我们可以得出以下两个结论：① 高分离个体在分配注意情境中具有一定的认知优势；② 具有创伤性经历的高分离个体相对低分离个体而言，在遇到创伤性相关信息时，会更多地采用回避注意或者回避加工和提取的方式。

对于研究结论①，目前我们更多的是从“分离环境的概念化”角度理解。这种概念化理论假定，高分离个体根据他们的分离发展出一种应对方式。经历、记忆和思维缺乏整合创造了一个要求个体一直分离注意的环境。习惯分离信息的个体在多重任务、分离注意、分离控制结构环境的操作任务上能够有最好的表现，不习惯分离的个体最可能在相对更需要集中注意的任务和控制环境上表现得更好。我们可以把“认知环境”类比为计算机软件运行环境，一些电脑可能更擅长多窗口任务和应用操作，同时处理大量的程序和任务，而另一些电脑可能只能应付较少的窗口或者应用操作，集中于一个单独的任务，排除其他干扰。通过类比我们预测高分离者更擅长多窗口的任务而低分离者更倾向于一个或者两个窗口开启任务。我们并不是说计算机应用可以诊断分离趋势，尽管未来研究有可能评估是否计算机应用可以预测可分离趋势。但从这个“认知环境”我们可以预测，高分离者可能发现集中注意任务比分配注意任务更加困难，由此导致高分离者在集中注意任务上比低分离者受到更大的Stroop效应干扰，在分配注意任务上显示出较小的Stroop干扰，他们比低分离者更适合参与双作业任务。

对于研究结论②，很多研究发现个体对威胁线索会进行回避。例如，Tolin等人（1999）研究恐惧症患者发现，报告组和控制组相比用较少的时间注视恐惧客体。Hermans，Vansteensegen 和 Eelen（1999）在眼动研究中发现，在最初的适应定向后，和非恐惧组相比，蜘蛛恐惧个体更可能把他们的视觉从蜘蛛图片上移开。Amir，Foa 和 Coles（1998）运用同形异义字（包含社会威胁意义的和非社会威胁意义的字）检查社会恐惧症解释偏向的时程性。社会恐惧症个体表现出最初的对含有社会威胁意义的同形异义字的夸大性激活，随后出现对这些意义的抑制。

为什么会形成这种机制呢？可能的解释一：最初的警戒和随后的回避反应是通过一个专门的动机系统进行调节的，其中不同的认知和行为反应具有不同的威胁严重性（分离或焦虑状态）的阈限。例如，最初的警戒可能由威胁刺激（包括相对缓和性的威胁，诸如负性词语以及生气面孔和威胁性图片）所导致，这种警戒性反应更常发生在高创伤性分离（高焦虑）个体身上，因为他们偏向高估刺激的威胁性意义。相反，随后的回避策略可能仅是在相对高水平的知觉威胁上被引发，因而导致匹配厌恶性刺激的个体出现病态性恐惧。

可能的解释二：分离的作用，因为调节分离、焦虑和恐惧状态的认知机制不同。传统的图式和网络模型以及新近的创伤性分离（焦虑）认知模型都没有强调焦虑、恐惧、分离之间的区别，但行为和认知科学研究却表明，它们分别具有不同的内在神经机制并且反映了两个分离的厌恶动机状态。经历创伤的儿童能分离注意威胁性刺激，把注意指向别处，如注意墙纸、门把手等，通过这种方式削弱创伤场景中强烈的、可怕的经历的影响。他们通过发展出回避编码模式，学会了在这样的环境中继续很好地生存。

可能的解释三：精神分析学派“人本身即是创伤的产物”的观点。有些研究者认为，精神分析学派的理论和研究似乎不能对日常生活中的创伤进行有效的解释。现实中，人在经历创伤的几个月或者几年后，寻求心理学家的帮助其实只是缓解创伤导致的延迟后果。结果，创伤慢慢从心灵深处露出可怕的面目，我们发现正是被压抑的创伤性事件导致了个体今天的行为与症状。精神分析理论强调，一切行为都有根源，因此有些理论家就提出，或者无所谓正常与症状之分，可能人本身就是创伤的产物。

弗洛伊德和荣格进一步研究发现，创伤并非只是暴力侵害的结果，它更可能源于一些观念。例如，一些很微小的事件可能会导致对某些个体永久性的伤害，致使其认为自己是受害者，为避免触及伤痛从而陷入神经症状态。实际上，伤痛本身就是一种严重的伤害，而避免接触痛处实际就是逃避对自我的揭露，继续使自我陷于痛苦和神经症状态。拒绝接受心理分析的个体正是在回避自己的真面目。近期对分离趋势和创伤历史之间关系的研究虽然确证了创伤的存在（Putnam & Trickett，1997），但也使研究者怀疑高分离者既有较多真实的创伤性历史，也有一些自我暗示导致的错误的回忆。

虽然回避对社会适应具有积极意义，运用回避个体可能能很好地适应外部的人际交往、学习和社会生活，避免接触和创伤性经历相关的信息，来保持暂时的心理平衡和协调，但创伤性情结或者阴影其实一直都在，一旦个体与外在环境无法适应或协调，个体就会表现出一些生理或者心理上的疾病，如抑郁、上网成瘾、精神分裂等。从心理分析角度来理解，回避是一种消极防御，可能形成很多分离性症状（如对创伤事件的健忘症），分离出去的各种元素如果一直不能被整合进自我，人格可能就会分裂。心理创伤长期聚集形成情结，创伤情结虽然在意识层面不容易被个体察觉，却会转化为其他的心理问题和心理疾病的症状，成为各种病症的根源。

对本研究的结果应当谨慎解释，本研究的基本目标是探究高分离个体是否对威胁性的线索采取警戒—回避注意的加工模式，由于样本数量有限，被试只是从普通大学生中筛选，对临床分离个体的解释需要更谨慎和进一步研究。未来研究还可以通过研究它们在两个不同厌恶动机系统的反映差异，确定是否分离和焦虑状态实际上是两种不同的认知模式。

6 创伤性记忆的认知神经学研究

当心理学家致力于探索学习与记忆的机制，希望人类能够过目不忘的时候，医学家却长期在研究怎样清除某些患者大脑当中痛苦的记忆痕迹，寻找治愈精神创伤的方法。

约翰·霍普金斯大学研究表明，创伤记忆可以被“抹掉”，研究人员通过用老鼠做实验发现，当老鼠突然置身于巨大声响中时，大脑杏仁核内特定细胞更活跃。杏仁核位于大脑底部，形似杏仁，掌管焦虑、急躁、惊吓及恐惧等负面情绪。在经历恐惧后几小时内，老鼠脑内一种特殊蛋白质——钙通透性谷氨酸受体会增加。研究人员把老鼠大脑中产生的这种特殊蛋白质移除后，老鼠便不能再回忆起与巨大声响相关联的恐惧。研究人员认为，这一发现对受恐惧煎熬的病人有重要的意义。科学家可以研制出一种药物，用来控制和加强移除钙通透性谷氨酸受体，帮助人们“抹掉”创伤记忆。

记忆的多重系统理论认为，记忆可分为陈述性记忆系统和非陈述性记忆系统，两者包括不同的记忆形式，所受支配的脑区也不同。陈述性记忆系统和海马、前额叶密切相关，负责对事件、事实等的记忆，而非陈述性记忆系统则与纹状体、新皮层、杏仁核、小脑等相关，负责启动效应、条件反射以及技巧和习惯的形成等。从创伤性记忆的临床表现可以看出，创伤性记忆不仅侵犯了陈述性记忆系统（表现为创伤事件在脑内不断重现，对创伤的情节或意义的回忆，甚至出现对创伤事件的遗忘），也侵犯了非陈述性记忆系统（表现为恐惧、逃避反射以及创伤体验等）。

PTSD 是由于生命受到威胁，遭遇悲剧导致的精神、躯体症状持续的临床综合征，DSM－IV 对其的诊断标准有六项：个体亲身经历或目睹创伤性事件，有强烈害怕、恐惧或无助感；重复体验（创伤事件在头脑中反复呈现，如侵扰、闪回、噩梦等）；情感麻木，长时期回避创伤刺激相关事物（如发生地点、其他幸存者等）；易唤醒（如过度警觉、易怒、失眠等）；时间延续 1 个月以上；伴随典型社会功能、职业功能或者其他某方面能力的缺失。该标准强调创伤事件的存在，属于典型的刺激—反应模型。重复体验、易唤醒、高度回避三个症状可直接或间接反映创伤事件对记忆的影响。此模型没有关注创伤事件的发生频率。Rubin，Berntsen 和 Bohni 提出的刺激—记忆—反应模型区分了创伤事件与对创伤事件的记忆，认为 PTSD 的形成不仅由创伤事件导致，更多来自于对创伤事件的记忆。记忆具有多重建构性，易受个体的不同特征的影响，如性别、人格、教育程度、智力、社会经济地位、精神病史、社会支持度等。由于这些特征会随时间变化而变化，并且会受其他因素影响，因此创伤事件对个体的反应也具有多变性。

目前 PTSD 的研究发现，精神应激对大脑可塑性的影响在脑结构方面主要集中在海马、杏仁核和前额叶的研究上，而在功能方面主要通过研究这些脑区的长时程增强（long-term potentiation，LTP）与长时程抑制（long-term depression，LTD）的关系来探讨应激对认知功能的损害机制。

6.1 创伤性记忆

根据 PTSD 的诊断标准，结合当事人认知功能和神经脑活动方面受创伤的程度不同，可以把创伤性记忆分为两类：

第一类为轻、中度的精神创伤，不伴随 PTSD。轻度的精神创伤更多的是人们常说的心情不好，表现为情绪低落、郁郁寡欢、生活动力下降、不愿与人交往等。当事人的认知行为方面所受影响不大，通过自身调节和社会支持即可改善，不需专业治疗。中度的精神创伤可能表现为长时间的情绪低落（如 3 个月以上）、悲观厌世、社会性孤独自闭，或睡眠障碍、焦虑恐惧，甚至出现自杀倾向，易误诊为神经症。这时当事人的认知行为能力会受到较大影响，需要专门针对精神创伤的治疗方法，主要依靠心理治疗，药物治疗起辅助作用。

第二类为严重的精神创伤，如 PTSD。这种创伤除了上述症状之外，还具有典型的症状，如对创伤频繁的再体验，创伤事件的记忆或画面不断出现在梦境中，或即使在清醒状态也会不断在脑海中重现，好像创伤事件就发生在刚才，当事人处于极度的痛苦和惊恐之中，这就是闪回现象。生活中很多场景也可能成为诱发创伤性记忆的“扳机点”，唤醒对创伤事件的回忆和体验。

更为严重的创伤，特别是童年期创伤，如儿童性侵害，除了上述症状外，甚至会使当事人根本丧失对相应事件的记忆，但非常容易接受暗示而产生不断的闪回和易激惹情绪，甚至成年后还可能造成严重的人格扭曲和心理变态。这种情况必须经过严格的精神心理治疗手段来进行治疗。可以看出，创伤性记忆是 PTSD 的典型症状，对创伤性记忆的研究也必须结合对 PTSD 的研究。

6.2 创伤性记忆的心理学研究

研究表明，人脑内有两个主要的记忆系统：一个与边缘系统有关，产生认知性记忆，叫陈述性记忆（declarative memory），也称为外显记忆（explicit memory）；另一个以基底神经节为主要环节，与习惯的获得和适应性反应的记忆有关，称为非陈述性记忆（non-declarative memory），又称为内隐记忆（implicit memory）。这两种记忆的加工方式是不一样的。陈述性记忆指有意记住和再现事件、事实的能力；非陈述性记忆则与事件的情感和行为内容有关，不需要有意记忆，它包括习得的技巧、启动效应和条件反射等。对 PTSD 病人而言，陈述性记忆主要是对创伤事件有关情节或意义信息的回忆，如创伤事件发生的情境、当时的情绪和生理反应、事件的主观意义、事件的详细过程等；非陈述性记忆则是对创伤形成的恐惧条件反射和反复发生的创伤体验的回忆。

目前认为，与陈述性记忆密切相关的脑区是海马（hippocampus）和前额叶皮质（prefrontal cortex，PFC）。闪回记忆会使患者感觉仿佛又重新经历了一次创伤，其特点是“不可控制”的自动性、“栩栩如生”的真实性、“伴随强烈的情感”的痛苦性，这也是内隐记忆的特点。目前对非陈述性记忆的核团和脑区还没有明确的定位，近年研究发现，杏仁核在非陈述性记忆（内隐记忆），尤其是情绪记忆中起着非常重要的作用。正电子发射断层扫描（positron emission tommography，PET）及功能磁共振成像（functional magnetic resonance imaging，fMRI）证实，杏仁核和前旁边缘区对创伤性刺激的反应性增强；而前扣带回和视前区的反应性降低（这些区域与恐惧反应有关）。

李凌江（2004）研究精神创伤性记忆的生物学机制发现，强烈的精神应激可以导致认知功能，尤其是记忆功能的损害。海马、杏仁核、前额叶皮质等脑区可塑性的改变以及肾上腺皮质激素的变化可能是其重要的生物学致病机制之一。

6.2.1 创伤性记忆的损害

美国精神病学会 1994 年指出，PTSD 的记忆障碍有两种类型：闯入性记忆（intrusive memory）和空白性记忆（impoverished memory）。闯入性记忆表现为反复地获得创伤性体验，和创伤事件有关的各种事物都会使患者重新体验创伤的痛苦，而且这些记忆是不由自主地闯进来的。和闯入性记忆相伴随的是警觉性增高症状，包括做噩梦、突然的惊恐反应和注意力不能集中等。闯入性记忆很容易自动地被反映创伤性事件的各种事物所触发（triggered），这类记忆经验称为非陈述性记忆。闯入性记忆具有痛苦性、易激活性、不可控制性、现时性（nowness）和缺乏联系性等特征，特别是其痛苦性、现时性和缺乏联系性是预测创伤后应激障碍的主要因素。另一种记忆障碍是空白性记忆，就是在记忆过程中信息编码受到抑制或提取功能受损，在症状方面表现为陈述性记忆损害、记忆不连贯或对创伤性事件的选择性遗忘。工作记忆是指完成认知任务时，负责短暂储存和加工信息的有限容量系统，属于陈述性记忆，是人脑对陈述性知识学习和记忆的主要加工过程。它的受损会导致 PTSD 病人对一般知识的学习和记忆能力受损，进而出现空白记忆，这一点在后来的许多研究中都得到了验证。Zola Morgan 的研究发现，在 PTSD 病人中进行工作记忆测试，他们的表现明显差于正常对照组。

6.2.2 创伤性记忆的信息加工理论研究

信息加工理论的 PTSD 模型有一个核心概念：情绪记忆网络

(emotional memory networks)，这个网络包含了刺激、反应（行为、言语和生理唤起反应）和意义单位（meaning unit，指关于创伤的陈述性和语义性知识）。创伤性事件在 PTSD 病人的记忆系统中建立了一个创伤的情绪记忆网络，当一个外界刺激和创伤的情绪记忆网络的表征相匹配时，这个网络就被激活，活动很快播散到各个节点，唤起言语、行为和生理反应以及与创伤相关的知识。这就导致 PTSD 病人再次体验创伤，并伴随着生理唤起、闯入性记忆和强烈的害怕或愤怒情绪。

在加工水平方面，Brewin 认为 PTSD 病人对创伤信息有两种水平的加工：有意识加工和无意识加工。有意识加工是指对创伤事件的陈述性信息进行加工的过程，而无意识加工过程是对创伤情境的感觉特征、经历的情绪和生理反应等信息的加工过程。PTSD 闯入性记忆的发生是一种无意识加工，当物理特性或意义（如图片、气味）和创伤情境很相似时，创伤记忆就很容易获取。易获取的情境知识包括很详细的细节、重复的记忆（闪回、闯入），它们很难消除，而且伴随着创伤过程中经历的生理和情绪而改变。

Zeitlin、Amir 等采用内隐记忆的研究方法研究有 PTSD 的“越战”老兵，发现他们对创伤相关的材料内隐记忆增强，而对中性词没有增强，对照组是没有 PTSD 的正常人。这个结果证实了 PTSD 对创伤信息的自动加工。

Bremner 的研究发现，同样曾经暴露于战争创伤，智商也没有差异，但有 PTSD 的“越战”老兵在韦氏记忆量表上的表现明显差于没有 PTSD 的老兵。此外，这些有 PTSD 的老兵在工作记忆作业—听觉言语学习测试（auditory verbal learning test，AVLT）上的表现也明显差于对照组。

Scheflin 总结了过去 5 年的 25 个关于 PTSD 记忆的研究，绝大多数研究发现 PTSD 病人对创伤经历有遗忘，而对儿童期的创伤性经历遗忘更为明显。

McNally 认为，PTSD 患者的这些陈述性记忆损害是由于闯入性记忆干扰了对陈述性知识的识记和信息编码和再认过程。闯入性记忆的自动加工占用了记忆加工过程的大部分资源，因此 PTSD 患者不能很好地完成对一般材料的工作记忆和对创伤性经历的陈述性记忆，甚至出现对创伤性经历的遗忘。

6.3 创伤性记忆的神经生物学研究

近年来，影像技术的发展使我们对大脑创伤性记忆下的工作机制有了更深的认识。研究发现，参与创伤性记忆的脑区十分广泛，如 Rauch 等（1996）对 8 位有不同创伤经历的当事人（如其中一位女性，因为闯红灯而造成了车上孩子们的死亡）进行研究。通过朗读创伤故事（事故现场记录）引发创伤回忆，再通过 PET 研究在大脑的哪些区域葡萄糖的消耗量增加，并把这一任务下的结果和阅读日常生活流水账相比较。结果显示，对创伤性事件回忆的激活部分基本上都在右脑的边缘系统和边缘旁系，如情感信息加工相关的脑区杏仁核、脑岛以及右侧视皮层，而左下额叶和颞叶中部的激活显著下降。

Shin 等用 PET 对患和不患 PTSD 的“越战”老兵进行研究，让他们分别观看和想象中性的、负性的和战争相关的图片。结果发现，想象战争相关的图片时，患有 PTSD 的被试在腹侧前扣带回和右侧杏仁核血流增加；而观看战争相关的图片时，患有 PTSD 的被试的布洛卡区血流减低。这提示，腹侧前扣带回和右侧杏仁核在患有 PTSD 的老兵想象战争相关的情景时起着重要作用，也说明重新体验创伤往往会卷入情感和视觉想象过程，同时减弱语言功能。类似的又如，利用单光子发射计算机断层显像技术（SPECT）分析，将 PTSD 患者在一般生活事件和相关创伤事件刺激前后局部的脑血流量改变进行对比，结果发现，一般生活事件下患者局部的脑血流量改变不明显，而在创伤信息刺激后，杏仁核、岛状结构、颞中回和双侧视觉皮质的局部脑血流量均有增加，而左侧的额叶和颞下回局部脑血流量则明显减少。

可以看出，前额叶在创伤性记忆中表现为功能降低。我们知道，前额叶对记忆功能起着重要的调节作用。前额叶的损伤可以造成对创伤性记忆闯入的控制障碍，也就是说，当事人无法控制自己不去想创伤的情景，而且也不能根据环境变化及时地协调自己的情绪。而有研究发现，PTSD 患者的前扣带回皮层比正常个体的体积要小，和陈述性记忆密切相关的结构——海马的体积也可能发生变化，如经历创伤后缩小。

有研究发现，无 PTSD 症状的“越战”老兵和健康成人相比，头部 MRI 显示，“越战”老兵左右两侧海马分别缩小了 26 % 和 22 %。但也有研究者认为，海马内可能存在着 PTSD 易感因素，比如，PTSD 病人中神经发育畸形人群发病率要高于创伤后无障碍人群。综上所述，在创伤发生时，伴随 PTSD 的形成，大脑以前额叶、海马、杏仁核为主的很多功能结构都卷入了创伤的加工。这提示我们，创伤性记忆对大脑的影响具有广泛性。

谭红和施琪嘉（2005）通过单光子发射计算机断层显像技术（SPECT）分析了 PTSD 患者在一般生活事件和相关创伤事件刺激前后局部脑血流的改变，并研究其创伤记忆的提取过程。结果表明，静态患者局部的血流量改变不明显，而在创伤信息刺激后的检查结果显示，相当于杏仁核部位、岛状结构、颞叶中回、双侧视皮质的局部脑血流均有增加。创伤信息刺激后局部脑血流比值：杏仁核左、右分别为 0.92 ±0.08、0.98 ±0.08，海马左、右分别为 0.66 ± 0.64、0.76 ± 0.08，丘脑左、右分别为 0.79 ± 0.31、0.81 ±0.45，顶叶左、右分别为 1.25 ±0.26、0.96 ±0.41，枕叶左、右分别为 1.20 ±0.64、1.18 ±0.23，颞叶左、右分别为 1.12 ±0.23、0.92 ±0.09，与一般刺激后局部脑血流比值比较有显著差异($p < 0.05$)，而左侧的额叶区和颞下回局部脑血流量则明显降低。

施琪嘉等人（2005）又探讨了PTSD患者在大脑不同区域的特异性改变与闪回性记忆及分离状态产生的相互关系。对一例PTSD的患者进行刺激前后及快速眼动脱敏与再加工后的头部单光子发射计算机断层扫描技术检查，结果显示，右侧颞叶、脑岛区血流量略高于左侧，差异达到显著性水平（$p<0.05$），右枕叶血流也明显高于左侧。据此得出结论：PTSD患者不同的大脑血流分布具有特征性改变，该患者过去的创伤性情景迄今仍在影响着患者的思维和行为，患者仍有许多不能表达的隐性记忆未得到处理。

6.3.1 心理创伤性记忆与海马

海马是一个中颞叶结构，对稳定的陈述性记忆（在人类）和空间记忆（在啮齿类）的形成是必需的。对人类和动物的大量研究显示，应激和应激激素可导致海马神经元树突形态学的改变和抑制神经的发生，加速海马神经细胞的死亡，进而广泛地影响认知和学习过程，损害海马依赖性的记忆，如PTSD患者有海马的萎缩，而且和海马依赖性记忆缺陷明显相关。暴露于应激或给予应激水平皮质酮的动物的空间记忆会受到损害，皮质酮水平升高的转基因鼠同样伴有空间记忆的损害。动物实验还表明，应激诱发多种海马依赖性认知作业完成能力的不足，包括水迷宫、放射状迷宫、目标识别作业。

6.3.2 心理创伤性记忆与杏仁核

大量证据表明，杏仁核对应激相关的记忆损害有重要影响，尤其是对闯入性记忆以及调节海马的记忆功能的影响更大，表现在杏仁核部位受损的病人身上，即与情绪有关的记忆受到影响而非情感性记忆正常。PET研究表明，观看情绪性电影时右侧杏仁核活性增加，而观看中性电影时却无此变化。注射激活肾上腺素系统的育亨宾（yohimbine）或乳酸盐，除了可诱使PTSD患者情绪麻木、惊恐发作外，还可使患者出现闯入性记忆和闪回症状。在经历了战争的退伍军人和童年受虐待的女性的PTSD患者中，fMRI发现杏仁核的活性与创伤性事件的再暴露呈正相关。研究还发现，杏仁核与惊跳反射有关。fMRI发现，恐惧性条件反射可增加动物杏仁核的活性；刺激杏仁核中央核可促进听觉的惊跳反应；而毁损杏仁核中央核则阻断恐惧性惊跳的形成。单侧颞叶（包括杏仁核）切除的病人条件性恐惧反射的形成受损，而陈述性记忆不受损害。这表明，杏仁核与非陈述性的情绪性记忆有特殊关系。因此，杏仁核的功能损害可能促进了PTSD病人的恐惧性条件反射的形成和增强了重新暴露于创伤性事件时的躯体反应。

杏仁体通过直接和间接的途径与海马区域相联系，从而影响海马功能。基于以上研究结果，Jeansok提出了描述应激影响杏仁核—海马功能的神经—内分泌相互作用的系统模型。去甲肾上腺素系统是影响杏仁核强化情绪相关事件记忆痕迹形成的重要神经物质，而且具有浓度依赖性。阻滞肾上腺素β受体的药物（如心得安）可以减少情绪有关事件的回忆（但对中性事件的回忆无影响），提示脑内肾上腺素受体的激活可促进情绪相关事件的编码。一些研究表明，情绪性事件记忆的增强效应与杏仁核内β肾上腺素受体的活性增加有关，损害这个区域可以阻滞记忆的增强效应。在经历了战争的退伍军人PTSD患者中，24小时尿中的肾上腺素分泌与闯入性记忆呈正相关。因为应激事件的体验伴有肾上腺素的释放，而创伤性记忆的重现也伴有肾上腺素的释放，可能进一步加深了创伤性记忆的痕迹。这个正向作用的反馈环节导致的记忆加深在PTSD患者身上表现为很难抹去的闯入性重现和闪回。

6.3.3 心理创伤性记忆与前额叶皮质

前额叶是指导工作记忆的行为区域。前额叶抑制不当的认知和情绪反应或散乱的刺激，因此促进组织行为的有效计划和执行。应激环境的暴露可增加前额叶儿茶酚胺的释放，这些单胺类的效应可以解释为什么应激的人很难保持注意力，容易分心，且记忆受到损害。因此，前额叶功能失调可能是 PTSD 病人工作记忆缺损的原因。也有一些证据表明，前额叶中央部位通过抑制杏仁核的活性，可能调节与特殊记忆有关的情绪反应。例如，前额叶损害的鼠在恐惧性条件反射形成后不能消退，而无前额叶损害时却很容易消退。在人类身上也发现，前额叶的损害会导致情感调节功能的下降，如在社交情境中不能很好地整合情绪反应以正确表达。神经影像学研究表明，前额叶中央部的功能失调可能部分与恐惧性条件反射不能消退有关，如童年性虐待的 PTSD 病人面对创伤性画面时，前额叶中央部的功能活动下降。前额叶功能下降可能与 PTSD 病人不能抑制闯入性记忆有关。前额叶功能下降和杏仁核活性增加，都可能是 PTSD 病人对创伤性事件具有敏感素质的基础。

海马、杏仁核、前额叶等脑区可塑性的变化都会对创伤性记忆产生影响。海马更可能与创伤性记忆的遗忘、普遍的记忆功能损害有关，杏仁核则更多的可能与创伤性记忆的不易清除有关。许多神经内分泌物质都参与了这个病理过程，其中肾上腺皮质激素是最重要的物质，肾上腺素对记忆痕迹的加深有短期的效应，而可的松则对记忆痕迹的消退有长期的抑制效应。此外，有些特殊的创伤性事件可能与特殊的症状有关。如有研究发现，童年受父母或照料者虐待的比不知施虐者身份的个体更易出现遗忘症状。另外，与“丧失”有关的创伤性事件，如失去了亲人，则可能易导致与可的松有关的记忆障碍；而与“防御”有关的创伤性事件，如战争，则可能易导致与肾上腺素有关的记忆障碍症状，如闯入性症状和闪回等。

6.4 创伤性记忆的抑制与恢复研究

20 世纪 70 年代，Garmezy 及其同事在对精神分裂儿童的病理学研究中正式提出心理恢复（resilience）的概念（Luthar，2006）。由此，学者们开始关注那些经历生活困境却适应良好的个体及其保护因子。

6.4.1 创伤性记忆的心理恢复的生物学基础

研究者们一般从三个方面来探讨心理恢复的生理学基础：创伤记忆的抑制（从 PTSD 症状学和病因学的角度来看，将心理恢复看作对创伤记忆无意识闪回的有效抑制）、大脑可塑性（从应激所致大脑损伤的可塑性角度来看，心理恢复看作是大脑结构和功能的可塑）、神经生物的调节（从 PTSD 病理学的角度来看，心理恢复在于个体神经生化物质的有效调节）。

6.4.1.1 创伤记忆的抑制机制

ICD－10、DSM－Ⅳ和 CCMD－Ⅲ的临床诊断标准表明，PTSD 有三组典型的症状群：创伤性事件的再体验（re-experiencing）、对创伤性线索的回避（aviodance）以及高唤醒症状（hypersrousal）。从现象和病因学角度来看，引发或持续存在 PTSD 的中心病症是对创伤事件的“闪回”，即创伤记忆自动地被反复提取，无法消退（McFarlane，Yehuda & Clark，2002）。而记忆的消退不是抹除原来的记忆痕迹，而是一种新的学习过程，是原来的记忆被抑制的过程（Bouton et al.，2006；Myers & Davis，2007）。因此，那些经历同样创伤事件却能够心理复原的个体可能是因为他们能有效抑制创伤记忆的无意识闪回。

Anderson 等人（2004）和 Depue 等人（2007）近年先后采用

Think/No-Think 的实验范式证实，正常个体具有抑制消极情绪记忆的能力。脑成像结果表明，大脑对记忆的抑制最初通过右侧额下回调节感觉皮层的活动，之后，在提取记忆的时候，右侧额中回区域抑制海马和杏仁核的活动水平。其中，前额叶脑区先调节右侧额下回，然后再调节右侧额中回。最近，Mendelsohn 等人（2008）发现催眠能触发对记忆的抑制。在抑制过程中，大脑枕叶和颞叶区异乎寻常地"安静"，而外侧前额皮质区的活性却升高，这可能是外侧前额皮质抑制了对刺激的回忆。同时，被试出现催眠后健忘症状（posthypnotic amnesia）。

6.4.1.2　大脑的可塑性

大脑的可塑性一般是指大脑改变其结构和功能的能力，包括结构可塑和功能可塑。不少研究都证实，经验对发育中的和成熟的大脑都具有重要的影响，并认为特定的经验能使大脑的生理和结构发生改变（Maginness，2007）。大脑的可塑性不仅发生在个体发展的早期，而且在个体发展的中期和晚期也被发现（王亚鹏，董奇，2007）。从大脑可塑性的角度来看，心理复原的机制被理解为创伤或困境使得个体大脑的神经基质受损，神经的可塑机制使得个体实现复原（Cicchett & Curtis，2006）。心理复原的个体具备高于甚至超越正常发展水平的可塑能力，能使大脑从外界环境的侵扰中康复（Cicchetti & Curtis，2006；Curtis & Cicchetti，2003）。

从个体的发展角度来看，神经的可塑分为两种类型：经验—预期可塑性（experience expectant plasticity）和经验—依赖性可塑性（experience idependent plasticity）。经验—预期可塑性一般与婴幼儿时期大脑的发育有关。新生婴儿的大脑里存在过多的突触，在发育关键期，外部环境的影响不断修正神经元之间的突触联结。异常或被剥夺的经历通过突触的联结而对个体发展产生负面的影响。经验—依赖性可塑性是指在独特的经验环境中形成新的神经联结，使得个体表现出独特性，并最终决定大脑结构和功能区域的状态。在心理复原力生理机制的研究中，对这两类神经可塑性的考察都显得非常必要。评估神经的可塑性的指标一般都是大脑的新陈代谢—创伤经历通过改变神经的可塑，进而改变个体对创伤信息的提取和加工的大脑区域。

Lanius 等人（2004）研究发现，在提供创伤线索刺激时，心理复原的个体在左前额叶上回、左侧扣带前回、左纹状体（尾状核）、左顶叶和左岛叶表现出更大的关联性，而 PTSD 患者在右侧扣带下回、右侧尾状核、右侧顶叶、右枕叶显示出更大的关联性，并且心理复原个体与 PTSD 患者在加工创伤信息时参与的大脑结构也有显著的不同。PTSD 患者的前额叶、近中颞区、杏仁核、后扣带回枕区和小脑的活性右边强于左边，并且在恐惧与愉悦表情的转换中，PTSD 患者杏仁核的反应明显增强，而额前回内侧皮层的反应则减弱（Shin et al.，2001）。在“越战”老兵中 PTSD 和心理复原的个体也得到类似的结果（Hendler et al.，2003）。

对单卵双生子、战争应激障碍患者以及元分析的研究结果一致表明，PTSD 病程的严重性与海马的容积呈负相关，慢性 PTSD 患者的海马、扣带前回的容积显著小于正常人（Gilbertson et al.，2002；Kitayama et al.，2005；Woodward et al.，2006；胡章勇，2006；熊亚敏，2006；杨波等，2006）。在经历同样创伤后在心理复原个体中发现，这些大脑结构的容积虽小于正常人，但显著大于 PTSD 患者。这表明，神经的可塑性促进海马和扣带前回容积的恢复，进而促进个体的心理复原。但 Ganzel 等人（2008）进一步发现，个体在应激中所受到伤害程度不同，其神经的可塑程度也不同。即使经过 3 年的时间，被试虽然都表现出心理复原，但距离“9·11”世界贸易大厦垮塌现场较近的个体，其海马、杏仁核、脑岛、前扣带回、前额叶皮质的皮层容积仍显著小于那些距离更远的个体。

6.4.1.3　神经生物的调节机理

在应激反应和创伤后心理复原的过程中，都有神经生化物质的参与调节，以维持体内的稳态。大量研究发现，心理复原个体与 PTSD 患者的神经生物学机制存在显著的差异。在急性应激状态下脑源神经营养性因子（BDNF）能有效地调节神经细胞的功能，当大脑遭受脑缺血、低血糖、癫痫、创伤性脑损伤等急性损伤的时候，在糖皮质激素的作用下，BDNF 能保护脑神经元免受应激所致的神经毒性作用的影响（Grundy et al.，2000）。但精神应激或心理应激的研究结果却正好相反，应激导致 BDNF 表达的下调。BDNF 表达的差异可能是因为在急性应激情况下，机体处于代偿阶段，BDNF 发挥营养和神经保护作用而表达上调，而在长期或慢性应激时，机体处于失代偿阶段，使得 BDNF 表达下调，导致神经细胞萎缩或死亡（李功迎，李凌江，孔媛，2005）。

在创伤应激后，神经肽 Y（NPY）的释放有助于抑制消极反应。Yehuda 等人（2005）分别对 11 名没有经历战争的退伍军人、11 名经历战争但没患有 PTSD 的退伍军人以及 12 名患有 PTSD 的退伍军人进行考察。结果表明，三组被试之间存在显著的差异。经历战争但没患有 PTSD 退伍军人的 NPY 水平高于经历战争但患有 PTSD 的退伍军人（Yehuda，Brand & Yang，2005）。患有 PTSD 的老兵其海马的 n－乙酰天冬氨酸（NAA）浓度、海马容积比心理复原老兵的要低、要小。这表明，创伤后心理复原的战俘其海马容积及其 NAA 的浓度都得到了恢复（Freeman et al.，2006）。此外，包括 5－HT、多巴胺、去甲肾上腺素、谷氨酸、天冬氨酸及其相应的受体 NMDAR 在应激性行为效应中也起到了调节作用。

6.4.2 各种保护性因子对创伤性记忆恢复的影响

近年来，学者们从认知神经的角度探讨了基因、气质、情绪调节、认知、早期经验等保护因子对个体心理恢复的影响。

6.4.2.1 基因与心理恢复

从基因的观点来看，心理恢复被视为个体减弱基因所致心理失调和病理心理危险的程度（Luthar，Cicchetti & Becker，2000）。

已有研究表明，在应激条件下，个体的5－HTT基因以及基因中的单胺氧化酶（MAOA）浓度促使个体的心理复原。Caspi等人（2002）在探讨儿童时期受虐成人的社会适应差异时发现，在儿童时期经历虐待但社会适应良好的个体基因中单胺氧化酶（MAOA）浓度较高，而MAOA浓度较低的个体容易形成反社会行为。Cicchetti等人（2004）也证实，受虐儿童基因中的单胺氧化酶（MAOA）起到保护作用，MAOA浓度较高的受虐儿童出现反社会行为的可能性较小。此外，在经历同样应激事件却表现出不同社会行为的个体中发现，5－HTT基因能有效地调节创伤事件的消极影响，降低个体出现抑郁行为的可能（Caspi et al.，2003）。最近，对动物的研究发现，Arc基因也参与调节对创伤事件的应激反应。实验表明，与控制组相比，较少受到凶猛肉食动物应激影响的大鼠，其海马CA1、CA3区中mRNA的水平显著增高，这是因为Arc基因中mRNA的表达与肾上腺酮的水平有关，肾上腺酮导致大鼠的应激水平增高（Kozlovsky et al.，2008）。

6.4.2.2　气质与心理恢复

气质是个体生下来就具有的心理活动的动力特征，依赖于生理素质或身体特点。研究表明，气质也是心理恢复的重要保护因子（Simeon et al.，2007），影响个体调节唤醒的能力。近年来，Derryberry等人（2003）认为，气质是个体在压力情境中自动加工和控制加工的应对机制，包括驱动系统（appetitive system）、防御系统（defensive system）和注意系统（attentional system）。其中，驱动系统涉及大脑前额叶眶回和边缘系统，能使个体在反馈活动增加的情况下对回报奖励更敏感；防御系统涉及大脑前额叶眶回和边缘系统以及脑干，使个体对惩罚、害怕以及焦虑情绪更加敏感；注意系统具有自动加工和控制加工两个过程，涉及的大脑皮层包括顶叶皮层、上丘脑以及丘脑皮层的交互作用回路、前额叶回和前扣带回区域。驱动和防御系统是早期的应对系统，驱动系统能帮助个体在困境出现的时候寻求积极的奖赏，而防御系统有助于个体应对感受到的危险情境。注意系统中的意志控制在心理复原和适应过程中扮演着重要的角色。因此，个体之间气质的差异决定了个体心理复原的程度，但这种决定的程度有多大，尚需要进一步探讨。

6.4.2.3 情绪调节与心理恢复

在情绪正在被唤醒的情境中，情绪调节作为一个过程，允许个体采用适应性的功能方式调节或者控制情绪的唤醒（Curtis & Cicchetti，2003；Maginness，2007）。从情绪调节的角度来看，心理恢复指能迅速、容易地回到积极的情感状态，并从消极情感的经历中成长的能力。心理复原的个体在面对困境的时候，倾向于维持高水平的积极情感和幸福感，消极情绪持续的时间并不长（Davidson，2000），具有较强的情绪调节能力（Flores，Cicchetti & Rogosch，2005）。惊吓反应（startle reflex）常常作为情绪调节影响个体心理复原的观察标准。惊吓是指对突然出现、强度较大的触觉、视觉、听觉刺激的自主反应（Koch，1999）。Klorman 及其同事（2003）研究发现，不同年龄段的受虐女孩都表现出一定的惊吓反应，而年龄较大的受虐男孩容易作出概括化的防御反应，这种概括化的防御反应可能会导致受伤害刺激和惊吓的反应下降，这可能与皮质醇（cortisol）的下降有关。此外，在情绪抑制或唤起的过程中，个体执行次要优势而抑制优势反应的“意志控制”（effortful control）能力在心理复原过程中显得非常重要（Kochanska，Murray & Harlan，2000）。Eisenberg 等人（2004）认为，这种意志控制可以通过儿童对控制方法的学习来调节自己的注意和行为，进而实现心理复原（Eisenberg et al.，2004）。

6.4.2.4 认知与心理恢复

当个体在面对压力或困境的时候，较高的认知（智力）水平是个体心理复原的重要保护因子（Buckner，Mezzacappa & Beardslee，2003；Simeon et al.，2007）。高认知水平对心理复原的影响主要体现在神经元活动的效率方面（Cicchetti & Curtis，2006；Curtis &

Cicchetti，2003)。心理复原个体的大脑采用更集中的方式(concentrated fashion)进行认知加工(Jausovcc & Jausovcc，2001)。近年的研究表明，高智商的个体在解决问题的过程中要比中等智商的个体激活更少的脑区(Jausovec & Jausovec，2001)。PET 结果显示，高智商的个体在问题解决过程中大脑新陈代谢活动明显要少。脑电图结果表明，这些个体具有更多一致的波形。fMRI 的结果表明，在解决相对困难的工作记忆任务时，高智商个体前额叶侧面的很多区域被激活(Gray，Chabris & Braver，2003)。事件相关电位(event related potential，ERP)的结果显示，高智商的个体能迅速地进行认知加工，P300 成分与其他个体存在差异(Bazana & Stelmck，2002；Jausovec & Jausovec，2001)。虽然认知加工的过程对心理复原的影响机制尚未完全解释清楚，但这些研究表明，高智商的个体在面对需要解决的任务时能迅速地进行认知加工，以应对外在的困境。

6.4.2.5 早期经验与心理恢复

早期经验通过影响大脑的发育过程，进而影响个体的大脑功能。在早期生活中消极的事件(如物质滥用、忽视、剥夺或者心理创伤)会通过损害神经生理结构和功能而使得大脑的发育受阻(Curtis & Cicchetti，2003)。儿童时期亲属带来的创伤、婴幼儿时期的依恋创伤容易阻断右侧大脑半球和边缘结构的发育，进而使个体在将来应激时出现压抑(inhibited)行为。正是由于早期经验提供了一个应对的模板(template)，使得这些个体容易在面对创伤时出现 PTSD 症状(Schore，2002)。同时，早期父母的抚养状况能改变个体前额中回的结构，影响个体应对压力的方式。因此，早期生活环境对前额中回脑区的影响决定个体在以后生活中能否进行心理复原(Stevenson et al.，2008)。

6.5 创伤性记忆的干预

研究者提出对创伤性记忆的认知加工过程进行干预的设想，其中情绪记忆网络（emotional memory networks）是一个核心概念模型。创伤事件在 PTSD 病人的记忆系统中形成了一个有关创伤的情绪记忆网络系统。当外界刺激和情绪记忆网络的表征相匹配，网络系统就被激活，并且将相关信息向网络中的各个节点扩散，从而导致一系列的创伤性记忆症状和情绪激惹，如言语、行为和生理反应，以及和创伤相关的知识联系的提取，病人便会再次体验创伤，并伴随着生理唤醒、闯入性记忆和强烈的害怕或愤怒情绪。

针对创伤性记忆的症状研究和认知模型的研究，可以提出对创伤性记忆进行治疗的理论模型，其根本的原则就是解除创伤性记忆编码、储存和提取时与创伤相关的各个联系。

6.5.1 创伤性记忆形成初期的即刻性干预

研究发现，早期对创伤事件的记忆是形成 PTSD 的重要预示因素。例如，Giletal 对 120 个中度创伤性脑损伤（traumatic brain injury，TBI）患者损伤后立即进行 1 周、3 个月、6 个月的调查，发现 14% 的被试在 6 个月后达到了 PTSD 的标准，而那些对创伤事件有记忆的被试比没有记忆的被试更容易发展成 PTSD。逻辑回归分析（logistic regression analysis）发现，创伤发生后最初 24 小时对创伤的记忆是 6 个月后形成 PTSD 的强烈预示因素。那么，在创伤性记忆的早期进行干预，是不是会影响创伤性记忆从而降低发生 PTSD 的可能性呢？我们知道，严重的精神创伤在事发后或其痛苦程度最重的时候主要以单一的、片段的知觉回忆出现，也就是创伤性闪回，这是一种感知觉的视空间想象。而若同时执行另外一种视空间认知任务，则会与这种产生想象的过程竞争有限的大脑资源。也就是说，同时出现视空间游戏如“俄罗斯方块（Tetris）”会与创伤性闪回形成对大脑资源的竞争。如果在创伤性记忆发生的巩固期内（事件发生的6个小时内）执行这种任务，则会产生对后续闪回的抑制，干扰对创伤的记忆。为了验证这个假设，研究者让健康被试观看酒后驾驶事故现场等创伤性场景的图片，30分钟之后，被试被分成两组，一组可以玩10分钟的“俄罗斯方块”游戏，而另外一组什么都不做。结果发现，在实验后的一周内，玩游戏的被试比不玩游戏的一组较少回忆起那些创伤性的场景。这说明，玩“俄罗斯方块”游戏有效地抑制了创伤性闪回。研究也显示，早期干扰能有效地影响被试的创伤性记忆。

6.5.2 激活前额皮质抑制创伤性记忆的回想

前额皮质对记忆起着调节控制的作用，激活前额叶对记忆的抑制功能则可有效控制对创伤性记忆的提取。有研究者认为，情绪记忆可以由两个时间不同的神经机制进行抑制，初期由右侧下额回通过对记忆表征感觉成分，如视觉皮层、下丘脑进行抑制，伴随着第二种来自右内侧额回对支持记忆表征的多元模式和情感因素的脑区（海马、杏仁核）进行抑制，两条机制都发源于额极区域。研究者向被试展示两类图片，一类是人脸图像，另一类是能够唤起情感反应的图像，比如车祸、伤员等。等到志愿者已经在两类图像之间建立联系之后，就向他们单独展示人脸图像，并让他们联想相关的另一类图片，或者努力不去联想。fMRI研究结果发现，当被试故意努力不去联想相关图片时，其图片加工的相关脑区（如枕颞皮层）的活动减少。研究者认为，这是由于大脑负责计划和决策的区域——前额皮层先是降低了大脑加工视觉信息区域的活性，然后又抑制了杏仁核等产生情感区域的活动。随后测验发现，被试对先前建立起来的两类图像之间联系回忆的正确率降低。

fMRI 研究发现，抑郁或相关障碍的病人相对于正常被试，前额叶的激活出现异常。在进行抑制提取任务时，海马区出现了激活增强。这提示，前额皮层的功能降低使得对与海马结构相关的陈述性记忆的抑制造成影响。这和在创伤性记忆中，前额叶功能降低的表现一致。那么，如果前额皮层的功能在干预下增强，是不是会对海马结构的相关脑区的抑制增强呢？以色列科学家使用催眠术进行了研究。通过催眠暗示作用，有些人能够抑制特定的记忆，这称为催眠后健忘症（posthypnotic amnesia）。利用这一现象，Yadin Dudai 等让被试观看一部讲述一个年轻女性日常生活的影片。一周后，在催眠状态下，研究人员指示他们忘记影片内容，最后再指示他们尝试记起所有内容。结果，清醒后的测试表明被试只能答对一半的问题；而当被试听到“开始记起所有内容”的提示语后，再次测试时，准确率达到了 80% ，这与没有进行催眠的对照组相当。同步 fMRI 显示，当被试抑制记忆时，大脑某些区域，主要是枕叶和颞叶区域的激活减低，而前额皮层嘴部区域的活性却升高，这提示前额皮层抑制了对电影内容回忆的恢复。

6.5.3 暴露疗法缓解打破创伤性记忆的刺激联结

暴露疗法由国际创伤应激研究学会（International Society for Traumatic Stress Studies，ISTSS）在制定 PTSD 临床治疗指南的研究中提出，并获得相当多的实证研究支持，该疗法反复将个体暴露在能够引发个体创伤性记忆并确保安全的环境中，且保持足够长的时间。比如，治疗中要求病人反复详细生动地回忆创伤性事件，就像该事件正在发生一样，而且大声地用语言将这些创伤性情境和经历描述出来。此过程通常持续 45 ~ 60 min，直到患者的主观困扰程度从顶点下降 50% 。通过暴露治疗，患者真正体验到讨论和回忆创伤性事件、面对一些创伤性刺激虽然让人难受，但并不危险，也不会伤害自己。这样，系统的暴露使得个体对创伤性记忆、外界刺激和创伤线索习惯化，创伤性记忆以及相关外界刺激就不会再引起患者的恐惧，原有的创伤性记忆与恐惧痛苦等情绪反应之间的联结也就被消除，从而最终达到重建情绪记忆网络、缓解患者痛苦的目的。

6.5.4 分子水平上对创伤性记忆的阻断和抑制

神经生物学研究领域对脑功能的变化机制提供了分子水平的解释。Li Huei 和 Tsai 等研究发现，抑制一种名为 Cdk5 的激酶，有利于消除特定环境造成的恐惧记忆，而如果海马中这种酶的活性上升，所产生的恐惧就会持续下去。研究者将小鼠在特定环境中进行足底电击，这时小鼠会在环境和电击之间产生创伤性记忆。然后再放入相同环境中，不加足底电击。结果，体内 Cdk5 活性上升的小鼠很难清除对电击的恐惧记忆，继续颤抖；而 Cdk5 活性被抑制的小鼠在发现环境中不存在电击时恐惧便消失，这个结果显示，恐惧记忆的消失依赖于消除蛋白激酶 Cdk5 的相关成分。也有人（Rainer Reinscheid）发现，脑内存在一种简称为神经肽 S（neuropeptite S，NPS）的蛋白质，这种蛋白质是一种信号分子，可能发源于脑干的神经核团，该核团的主要功能是调节警觉和焦虑。而 NPS 的受体广泛存在于脑组织中，包括那些和焦虑警觉相关的组织。研究发现，注射了 NPS 的小鼠比没有注射的小鼠对暴露在光亮地方的焦虑更少，而且对异物的侵入也较少表现关注。对有创伤经历的小白鼠，阻隔脑中该区域的 NPS 蛋白会使它们的创伤反应时间延长，而注射能够激活 NPS 受体的药物，则创伤反应会在较短时间内消失，这说明 NPS 具有镇静功能。除此之外，注射了 NPS 蛋白的小鼠比没有注射的小鼠清醒时间要长 2 倍，置于陌生的环境中达到倦怠的时间更长，表现为好奇心更强。可以看出，这些表现都和创伤性记忆下的情绪激惹症状相反。

另外一些神经科学家致力于找出能够表征特定记忆痕迹的精确神经元。如 Hanetal 发现，在外侧杏仁核内，如果带有循环的腺嘌呤单磷酸反应元素绑定蛋白（cyclic adenosine monophosphate response element-binding protein，CREB）的神经元含量增多，就会被恐惧记忆表达选择性地激活，提示这组神经元被纳入了特定的记忆痕迹中。在进行了恐惧学习之后，使用一种导入性的白喉毒素来选择性地烧灼这些神经元，以消除过度表达 CREB（而不是外侧杏仁核神经元）的神经元。结果显示，对恐惧记忆丧失的效果显著而且持久，似乎对创伤的记忆被永久性地擦除了。作者认为，这些结果在特定的神经元亚群和记忆表达之间建立了特定的神经联系，以此可以确定某些记忆痕迹的确定神经元。

6.5.5 陈述性记忆和非陈述性记忆的分别处理

施琪嘉（2010）提到 PTSD 的记忆障碍分为两种类型：空白性记忆和闯入性记忆或闪回。因而，创伤性记忆的治疗就应该涉及是否要和患者讨论他所经历的创伤性事件。有着空白性记忆特点的患者无法回忆重要细节，或在回忆创伤的细节上存在很多遗漏和矛盾，甚至完全地遗忘，这种遗忘不同于不愿意回忆（回避），是真正的遗忘。这种遗忘取决于大脑结构暴露于创伤情景的强度和时间，尤其和与外显记忆相关的海马等边缘结构的改变有关。闪回是指创伤鲜活地“闯入”患者头脑记忆，其特点为反复地、无法回避地获得创伤性体验，那些和创伤事件相关的刺激都会使患者重新体验到创伤的痛苦，与之相伴的症状是警觉度增高，如噩梦、惊恐反应和注意力不能集中等症状，患者希望通过治疗消除这种记忆。

根据创伤性记忆的这些特点，他提出了创伤的心理治疗的三步骤：稳定、暴露和重建。稳定指构建内在和外在的安全、稳定和支持的环境，主要用于当患者无法面对过去的创伤性事件，无法表达内心感受甚至无法回忆的阶段，或每当回忆创伤性事件时，出现严重的闪回和分离症状的情况。稳定化虽然主要在创伤发生的早期阶段应用，但其实贯穿于整个创伤治疗过程，可由专业或非专业人员实施，通过陪伴、支持以及符合当地文化习惯的一些仪式等得以实施。暴露治疗一般在事件发生一个月后开始，特别要对受害者进行 PTSD 的评估，通过与患者讨论创伤事件本身达到治疗目的。一些患者具备完整的叙述能力，经常有当事人会反复叙说当时的情景，其实是通过讲述完成内在大脑对创伤性记忆的整合过程。暴露治疗要求在第一步稳定化的工作基础上由专业人员完成实施。重建工作约开始于创伤事件发生的三个月后，这时，当事人具备现实检验能力，承认丧失、允许自己表达哀伤和开始计划新的生活。这一过程可能会持续数年或者更长。

6.5.5.1 陈述性记忆的处理

第一，允许表达。如果是成年人，在社会功能逐渐恢复、表达连贯清晰、主动的情况下，可以让其表达。伴随强烈情感和躯体感受的表达有利于记忆从杏仁核到海马的整合，讲述的过程就是自我痊愈的过程。第二，终止表达。如果表达带来的情绪太强，甚至有失控的倾向，则需要终止表达，因为失控的表达并不利于记忆在海马结构的整合，它主要反映着停留在杏仁核内未经处理的强烈的创伤性躯体的感受和负性情绪。第三，暂时不表达。对于儿童或有着严重抑郁、记忆缺失或遗漏（分离症状）的患者，表达方向不应该在创伤性记忆方面，而应该在资源表达方面。第四，资源表达。在创伤治疗中，营造好的记忆可以战胜、覆盖和整合旧的创伤记忆。资源表达的方式有：追溯数段过去美好的回忆并将其讲述出来；回忆自己过去能够胜任的事件并讲述出来；如果缺乏上述表达的记忆，则讲述自己看过的故事，故事的内容与好人战胜坏人的美好结局有关；应用一些熟悉的比喻，比如来自自然界的花草、树木、山水、天海等臆想，挑自己熟悉的去描述。第五，对于有空白记忆症状的患者需要区别分离症状。如果表达过程中患者突然出现失神、讲述中断、回忆困难时，需要将其唤回，方法为呼唤其名字、数数字让其回到现实、触碰其身体、让其起身活动、注视治疗师的眼睛、逐条描述眼前所见屋里的景象。

6.5.5.2　非陈述性记忆的处理

第一，闪回记忆。闪回记忆常伴随强烈的躯体感受和负性情绪，因此需要终止，办法是实施稳定化技术，即停止、唤回和提供资源。第二，眼动脱敏处理技术（EMDR）。强调通过对称性的躯体刺激激活杏仁核到海马间的通道，它强调想象而不使用言语（具体操作参见第3章，心理创伤理论；第7章，心理创伤的治理理论与相关技术）。第三，艺术表达。绘画或音乐治疗可以作为言语表达的补充，类似的治疗还有沙盘游戏治疗。第四，躯体治疗与躯体雕塑。放松、生物反馈、冥想、气功和与处理创伤有关的躯体雕塑技术均是非言语表达的方式，可用于不宜于作陈述表述的创伤患者。第五，催眠治疗。催眠主要用言语来进行暗示，但由于催眠时患者处于非言语状态的昏迷状态，因此特殊地针对创伤的催眠治疗能够促进创伤记忆的整合。综上所述，急性创伤的记忆需要经过表达，需要在保护的前提下多以陈述性记忆的方式加以处理；慢性创伤的记忆则需要谨慎对待，在非陈述性记忆向陈述性记忆的转化过程中，需要多通道、多途径地处理，而稳定化仍然是处理创伤的前提。

6.6　小结

创伤性记忆的生物学机制研究发现，海马、杏仁核、前额叶皮质等脑区可塑性的改变以及肾上腺素、皮质激素的变化可能是其重要的生物学致病机制之一。另外研究发现，PTSD患者不同大脑血流分布具有特征性改变，提示该患者过去的创伤性情景迄今仍影响着患者的思维、行为，他们仍有许多不能表达的隐性记忆未得到处理。心理创伤的生物学机制研究对未来心理创伤的综合诊断和治疗模型将提出更新的前沿性课题。

7　心理创伤的治疗理论与相关技术

经历精神创伤后，其实多数人症状轻微，或者严重的心理反应仅持续几周，多可自然恢复，仅少数发展成为精神障碍的人需要心理和药物干预。在精神障碍之中，PTSD 最为常见，创伤后抑郁、焦虑、物质滥用、适应障碍亦很常见。在 1999 年我国台湾地区大地震的 525 例幸存者中，在震后第 1 个月内，11% 有自杀观念，出现再体验和高警觉症状的人群普遍，其中女性、财产和房屋遭受严重损失者、具有强迫和神经症人格者症状尤为明显。

判定经历精神创伤的个体哪些会发生精神障碍是颇为困难的，这与创伤性事件的类型及应激强度、创伤性事件发生后个体出现的早期症状以及生化指标的改变、个体的遗传因素、个性特征、认知模式以及获得的社会支持等相关。一般情况下，如果精神症状逐步减少，有可能是自限性的；如果症状持续存在或加重，则需要全面的精神检查，进行风险评估，给予必要的心理和药物干预。

我们都知道心理创伤的早期治疗甚为重要，创伤受害者如能得到更多的支持，尤其是家庭的支持，则可能会减缓创伤的后续潜在伤害。普通人对于经历创伤事件通常的安慰语言是："你就把它忘了吧！"但是真正的创伤事件能被忘记吗？为什么不能被忘记？它是以怎样的形式储存在我们的大脑中的？特殊的储存方式提示心理治疗要采取怎样的特殊形式呢？

Rauch 等人做了一项有趣的研究，运用 PET 记录被试阅读实验设计内容时脑的相关部位代谢和生化指标的改变。该结果证明，在重新体验创伤的时候，情绪中枢活跃而语言中枢被抑制，该结果解释了"创伤后的暂时性失语"以及创伤后无法做到完整地叙述创伤过程的现象。人们在日常的生活中也有这样的体会，当情绪特别激动时，如特别气愤或特别高兴，语言表达往往比较困难。而一般正常的状态是右脑接受一些情绪信息，再传到左脑进行语言加工，完成左右脑的循环和加工过程。可是创伤性的信息因为情绪信息过于强烈而使得语言中枢受到抑制，未完成加工过程，信息就储存在右脑中。

创伤性记忆包括两个部分：一个是显性记忆部分，即当事者能进行叙述的情节部分，一般储存在左脑；另一个是隐性记忆，一般储存在右脑，与负性情绪相关联，是最需要处理的部分。隐性记忆全部或部分与无意识有关，并参与回避行为。创伤病人经过治疗后知道了创伤的症状、发生、发展以及应该如何看待创伤、该怎么做，但当遇到有关情境时所体会到的恐惧或痛苦却和治疗开始前没有什么两样，行为上还是表现为逃避。

创伤性回忆具有特殊性。有研究表明，创伤性回忆是感觉道的碎片式回忆。46 个被试关于自己创伤记忆模式的报告的结果表明，创伤性回忆主要是以单一、片段的知觉回忆存在，而且并不一定与创伤经历有关，其中画面回忆最常见（80% ~90%）。部分混乱的感官印象和凌乱的片段回忆（而非叙事式的回忆）是心理创伤的典型症状之一，而且很少随时间的流逝而减少，所以需要及时、正确地处理，否则一生都会带着这些创伤性记忆，并且这些记忆会在压抑和侵入之间来回震荡。

7.1 心理创伤的治疗理论

由于当事者创伤性记忆的特殊性要求心理干预具有特殊性，因此，心理创伤的治疗方式与一般的心理问题与障碍所采用的治疗方式非常不同。目前，临床上心理创伤治疗尚无唯一有效的治疗模式，笔者对于比较常用的进行了归纳，这几种治疗方法都是基于心理创伤的特殊性机制，如眼动脱敏与再加工（EMDR）治疗模型、应用广泛的艺术治疗（如绘画治疗、音乐治疗、舞蹈治疗、阅读治疗理论），此外还有虚拟现实技术治疗模型。

7.1.1 心理动力理论

心理动力学的观点之一就是防御焦虑。弗洛伊德相信，许多基本的人类愿望都与现实或超我有着直接的冲突，而且这种冲突的结果就是焦虑。为了防止出现焦虑，自我压抑了这些愿望并对它们加以防御。大部分经历过创伤的个体都会采用分离来有意地遗忘和压抑这段经历，从而保护心理使之不受超我的谴责（劳伦，2005）。

心理动力学治疗创伤主要分为三个阶段。第一阶段是加强安全感、稳定感，使病人面对创伤性经验和人格问题足够坚强，对人格系统的发掘是为了计划以后进一步治疗。第二阶段是帮助病人回忆痛苦的经历，将对丧失和创伤的痛苦体验表达出来。当病人分离性症状原因被解除后，第三阶段就是重建创伤记忆，这是对病人的自我、人际关系和社会功能进行连接、整合和修复。有些整合可以自发实现，但大多数需要对人格进行重新组合和构筑，或者必须借助想象和催眠促成。整合完成后，病人还必须对其余问题进行治疗。整合后的治疗十分必要，治疗次数虽有所减少，但不能完全停止。

7.1.2 眼动脱敏和再加工治疗

用眼动脱敏和再加工（EMDR）的方式对遭受心理创伤的病人进行治疗，主要是关注创伤记忆中的双侧视觉、听觉和触觉刺激，通过对创伤或“被冻结”的记忆和体验进行处理，并将其与对创伤记忆的关注和系统的评估相结合的一项心理治疗理论和技术。这是20世纪80年代以来新近发展的治疗取向中最有效的治疗方法之一。

EMDR最初由Shapiro（2002）创立，Shapiro认为眼动能够促进创伤性事件的认知加工。EMDR被认为能够激发大脑的自然机制，将创伤性记忆（那些非常生动并伴随有过往的情绪和躯体感受的记忆）转换为正常的记忆（那些具有模糊的图像和疏离的情感，但不伴随躯体感受的记忆）。EMDR通过对记忆意象、消极想法和躯体感受进行工作，旨在促进对创伤事件的信息加工过程，促进创伤相关的负性认知重构。

EMDR的治疗程序是：要求患者双目睁开，眼睛追随治疗师移动的手指向双侧快速移动；同时，要求患者想象经历创伤时的情景，注视着这段创伤性记忆；重新体验负性的认知，并将与创伤相关的认知和情感语言化。Shapiro提出，EMDR加速了信息的处理，导致创伤性记忆的适应性解决，在EMDR治疗中产生了一种与快速动眼相睡眠很类似的神经生物状态，这种状态可以减轻由海马调节的关于创伤性记忆的反复体验发作强度，同时也可减轻负性情感。

EMDR 不仅有眼动脱敏的成分，也包括暴露和认知的成分。因此，除了主要用于对心理创伤的治疗，还被广泛应用于对焦虑障碍、恐惧症、性功能障碍、恐怖袭击、疼痛的治疗以及提高工作绩效等广泛领域中。

与其他治疗取向相比，这一疗法能将大多数病人的记忆脱敏速度提高 40% 以上。18 个随机对照组（randomised controlled studies，RCTs）研究表明，EMDR 是治疗心理创伤病人最有效的治疗方法之一，全世界越来越多的资深临床治疗师开始使用这一方法。

目前，EMDR 和创伤心理的研究正向 EMDR 治疗机制、信息加工过程，以及对创伤及其脑机制的神经生物学研究方向上延伸。

7.1.3 接受与现实疗法

接受与现实疗法是一种结合行为与认知疗法，价值澄清以及心智觉知疗法（Hayes，Strosall & Wilson，1999；Hayes & Smith，2005）的一种心理治疗方法。接受与现实疗法在实施过程中，让病人观察并且记述自己最深层次的内部体验，它用一种全新的视角去审视病人对创伤所作出的回应中哪些是行之有效的，哪些是无济于事的。接受与现实疗法基于这样的假设，因为人们一直试图压抑或逃避痛苦，才使得人们在生活中经常庸人自扰。这种在生活中“我不能让自己老是感到痛苦”的解决方式恰恰是形成问题的部分原因，为此，我们需要打破常规，用全新的视角去审视。接受与现实疗法就使用一些违反直觉并令人惊讶的策略，它的三个主要内涵是接纳、选择以及采取行动（Hayes，Strosall & Wilson，1999）。

7.1.3.1 接纳自己，活在当下

痛苦本来就是人生体验的一部分，生活中的痛苦不可避免，但我们却可以选择不一直受其煎熬。因为一些不必要的煎熬其实

更多的来自于试图赶走或彻底消除那些原始伤痛的想法，这也被称为经验性逃避。

也许当我们试图去消灭、控制或压抑一些想法、感情、记忆以及某些身体感觉时，却忘记了这些个体经验其实无法直接给我们造成伤害，除非是我们自己的理智驱使。或许我们不过是忽略了“想法只是想法”。心智觉知就是让我们把注意力集中于当前，每时每刻意识到自己在做什么，自己有什么样的感觉与体会，无论如何都不去判断，这样可帮助我们持续保持清醒，摆脱过去和未来事件对我们的困扰。想法只是想法，情感只是情感，身体反应只是身体反应，而记忆也只是一种记忆。这种由百年前的静坐沉思和有指导的冥想推演而来的心智觉知，让我们在直面自己的体验时更加坦然。

7.1.3.2　选择——一个有意义的方向

与其不断回望不可改变的过去，不如去关注我们想做和能做的事情，当我们把注意力转向对我们有意义且有价值的事情时，生活的新篇章就会由此翻开。通过价值观澄清，我们能够选择生活的方向，即使曾经历那些不堪回首的往事，并为此深感痛楚。最有价值的收获不是去避免内疚或者取悦他人，而是发现生活内在的价值和生命力，从而带给生活新的改变。

7.1.3.3　采取行动

通过接纳、心智觉知以及衡量当前生活价值的一系列过程，我们可以调整行动以求蜕变。创造有生机与活力的生活就是要通过循序渐进、不断建构我们的行动体系来实现。这是一个永远无法彻底完成也没有必要彻底完成的过程。生活在不同时代和背景的人常常被问到同一个问题：“你愿意为了拥有充满生机和活力的生活，而去完成那些可能要面对自己创伤的事情吗?”

接受与现实疗法可以为个体从创伤中恢复提供许多帮助，帮助个体摆脱逃避、压抑，回归到有意义的生活中，使个体不再关注曾经重要的部分是积极的还是消极的。

研究已经证实，接受与现实疗法在抑郁、焦虑、物质滥用、慢性疼痛甚至精神障碍等许多治疗领域均具有广泛的作用（Hayes & Strosahl，2004）。语言可导致经验性的回避反应，这可能是个体心理问题的重要原因，这些作为接受与现实疗法的根本理论已经得到了实验的支持（Hayes，Barnes-Holmes & Roche，2001；Hayes et al.，2006）。

7.1.4 暴露疗法

最近遭受过严重外伤的幸存者如果接受了暴露疗法，可以有效地减轻他们的PTSD症状。暴露疗法和认知重构可以改变病人对严重创伤的各种不适应的想法、反应和行为。

澳大利亚悉尼新南威尔士大学的理查德·A. 布兰特博士和他的同事对90名病人做了一项随机控制实验。这些病人于2002年3月至2006年6月之间遭遇过暴力袭击或是机动车事故，患上了严重的PTSD。将病人随机分组后，30名病人接受了为期5周的暴露疗法，每次90 min；另30名病人接受了认知重构疗法，而其余的30名病人只是等待接受治疗。所有的病人在研究开始阶段、治疗后6周和6个月后，研究者对他们的状况进行了评估。治疗结束后，接受暴露疗法的病人达到PTSD碍标准的比例为33%，接受认知重构疗法的病人达到标准的比例为63%，而等待组的病人这一比例高达77%。6个月以后，接受暴露疗法的病人达到创伤后应激障碍标准的比例为37%，接受认知重构疗法的病人这一比例还是63%。最后，暴露疗法的病人中有47%的人完全恢复了，而认知重构组的这一比例只有13%。此外，暴露疗法的病人感受到的压力等级要明显低于认知重构组。

因此，专家认为暴露疗法比认知重构疗法更有效，因为它能减轻与创伤记忆有关的焦虑，纠正不良想法和错误观念，鼓励病人学会自我控制。所以，这种方法应该及时地运用于遭受严重外伤的病人，使其避免产生 PTSD。

7.1.5 整合发展治疗模型

整合发展模型提出了创伤性分离症状复杂病因学基础的分离病理学方法（Silberg，2004），该模型假定分离身份和分离防御在创伤经历处于静态时刻没有被激活，相反，这些症状模式是在人际关系环境内的长期不断发展。最新自我发展理论强调，多重自我状态的转变是一个正常的现象。理论家强调，分离病人不能处理这些自我状态之间的冲突，以及角色之间的冲突，或者发展跨阶段转变的组织固着之间的必然冲突（Putnam，1997）。整合发展模型强调儿童所处的人际环境的重要性，突出这些自我状态的冲突，个体阻止加工强烈情绪和伤痛体验，整合自我的发展，分离性症状是整合失败的结果。因此，意识是不稳定的（恍惚状态），相关的信息被遗忘，未加工的情绪引起身份或行为的波动。

一般认为，具有被亲人性虐待经历的个体可能习得冲突性依恋信息（如“你是爱我的”和“你是讨厌我的”）。儿童在成长过程中学会了采用幻想来逃避和处理创伤，其大部分的特定行为都是与冲突相联系的，如想要爱的感觉和想要迎合别人的需要，既有无助也有生气。这种分离模式随着时间的推移会变成一种习惯性模式，产生习得的冲突性情绪。

整合发展模式表明，一个完整的治疗方案必须使个体有机会学习一种新的含有内在暗示性的注意模式，这样，习惯性的分离信息才可能被更重要的情绪信息、认知信息或者知觉信息所替代，产生一个更健康的适应模式。这种新的模式只能发生在环境完整地提供了发生事件的信息中，并且个体也理解了所发生事件的信息，这时，个体就会从混乱的信息和行为中以及可能具有的家庭象征意义中解脱出来。

整合发展模型比较强调社会的潜在影响，认为它可能会影响行为，通过社会认知协同对分离认同障碍进行治疗（Lilienfeld，1999）。

7.1.6 文学艺术治疗理论

国内外临床研究都表明，各种艺术疗法，如绘画治疗、音乐治疗、舞蹈治疗，以及阅读疗法对心理创伤的治疗都具有特别神奇的效果，躯体动作和内心感受相结合，在动静中连接意识与无意识，从而达到心理创伤治愈与转化。

7.1.6.1 绘画治疗理论

国内外不少研究已表明，绘画治疗在处理情绪冲突、创伤等心理问题方面具有突出作用。与传统的心理治疗相比，绘画疗法主要运用非言语的象征方式表达出潜意识中隐藏的内容，患者不会感觉被攻击，阻抗较小，也容易接受，有利于真实信息的收集。Singh（2001）研究了绘画在创伤治疗方面的作用，他通过绘画让经历家庭暴力的儿童表达和沟通他们的情感和创伤，达到了治愈的目的。Logies（2000）则用绘画鼓励儿童对父母离婚所导致的创伤性情感加以释放，引导儿童更好地集中在认知和社会发展上。Backos（1997）应用绘画心理治疗较好地处理了被强暴女性的创伤体验，使得她们对身体的自我意象和自我满意度得到了提高。Wiliams 和 Taylor（2004）对曾遭受身体和性侵害的监狱女犯人实施绘画心理干预，结果发现干预提升了她们的自尊和自信，改变了其生活态度，并提高了其创造力。

绘画作为意象的重要表现形式对心理障碍的干预有其独特性。绘画心理治疗师 Robin 对绘画疗法的作用机制作了较为全面的分析。他认为，我们的思维大多数是视觉的；记忆可能是前语言的或者是禁锢的，创伤经验等可能被压抑，用语言无法提取，从而难以治疗；还有许多情绪体验的内容本身就是前言语的，不能用语言描述，也就无从治疗。比如，我们常常感到在描述自己的真实感受时，语言苍白无力；阴暗面更容易通过艺术来表达。艺术本身是符号的和价值中立的，患者可以自由表达自己的愿望和问题，这种表达具有隐蔽性，没有社会道德标准等方面的顾忌。那些不被接受的思想、情感和冲动，如果能被个体所觉察和接受的话，才有可能把毁灭性能量变成建设性能量。绘画心理治疗过程包括心理治疗与创造两个平行的过程。比如，当个体面对伤痛无力改变时，艺术可以帮助受伤的心灵恢复。

除了心理治疗之外，创造过程也为患者提供一种看待自己所面临问题的新方式。Robin 通过比较研究后认为，绘画疗法有许多适宜的优势：首先，艺术超越时空的特有表达方式可把不可调和的情感合在一起；其次，绘画治疗的灵活性使适应人群更广泛；再次，绘画疗法可以安全地释放毁灭性力量，使心灵得到升华。绘画治疗的测验可以多次使用而不影响诊断的准确性。绘画本身有助于个体认识自己无意识中的内容，从而达到治疗的效果。

7.1.6.2　*舞蹈治疗理论*

舞蹈治疗目前也被更多地运用于临床上各种心理创伤后遗症（如严重意外事故、精神虐待、暴力虐待和性虐待等创伤）的治疗中。在舞蹈治疗中，接受舞蹈治疗的患者主要是通过舞蹈动作中的创造活动来获得自我满足感，建立信心并培养对自我价值的认识。

舞蹈治疗个体心理创伤有两个基本理念。第一，身心一致的观点。心理的问题会表现为身体症状，如肌肉紧张、强迫行为或约束下产生的动作模式，因而从身体的动作表面，我们能够看出一个人的内心状态。例如，一个人紧缩着肩膀、弯曲着身子，这样的身体特征显示出这个人正无意识地用身体把自己隐藏于世界之外。反过来，身体状态也会对人的心理产生积极或消极的影响。所以，身心整合才能促进健康，身心的分离必然导致某种疾病的产生。舞蹈治疗的目的就是寻求身体和心灵的和谐统一。第二，创造（力）能够促进人的心理健康。这里所指的创造力并非特别的天赋或才能，而是每个普通人都具有的普通创造能力。从社会学的角度来看，这种普通的创造能力能使人获得满足感、消除受挫感，给人提供一种对于自己和生活的积极态度。一些研究论述了“心理创伤是艺术创作的动力，影响艺术品价值的高低”，分析了中外古今心理创伤与艺术创作之间的关系。心理创伤不但是艺术创作的动力，反过来，艺术创作也有可能成为舒缓和发泄情感的有效方式。

7.1.6.3　阅读疗法治疗理论

用阅读来进行心灵的自我疗伤也是一种被广为提倡的治疗方式。当个体遭遇重大问题而难以应对时，心理压力会日益增大，内心的焦虑和紧张也会持续加剧，正常的生活将无法继续，生命的平衡将难以保持，可能会出现无所适从或者思维和行为紊乱等创伤性症状。对于这种失衡与失控的心理危机状态，阅读的确具有良好的暂时性缓解和治疗效果。

“阅读疗法”在西方已有几百年的历史。1848 年，精神病专家高尔特在美国精神病年会上宣读的《论精神病患者的阅读、娱乐、消遣》论文，被认为是阅读治疗研究的第一篇论文。我国史籍也记载了不少关于“阅读疗法”的医案。不过需要注意的是，阅读治疗所产生的治疗效果是混合的，而不是孤立的，更是没法单独计量的，阅读治疗不能与药物治疗和其他疗法相割裂。只有把阅读治疗当作辅助治疗的手段时，才会有最佳的治疗效果。

7.1.7　虚拟现实（Virtual Reality，VR）技术

虚拟现实（VR）技术是近 20 年发展起来的一门新技术，它主要采用计算机、头盔显示器、数据手套等高科技设备为用户建立起一个实时互动的三维虚拟世界。在国外，一些研究者把 VR 技术应用于心理治疗领域，并取得了良好的效果。例如，国外一些研究者在尝试运用先进的 VR 技术向患者呈现他以前经历过的各种重要的生活情景，以便更深入地了解患者的潜意识或心理创伤。VR

技术也可用于患者的康复训练或技能学习，帮助他们尽可能在比较短的时间内恢复正常生活。此外，利用 VR 技术还可以更好地了解患者在记忆、注意、想象和情绪反应等方面的特点，从而为正确地诊断其病因和制定相应的治疗方案创造有利条件。

Roth Baum 等运用 VR 技术对患 PTSD 症的“越战”老兵进行了治疗研究，其具体方法是把这些老兵置于和越战相似的虚拟情景下，使他们重新体验当时在越战中受伤的经历。治疗中所采用的主要虚拟情景分别是一片被丛林包围的旷野和一架“休伊”直升机，在经过一段时间的治疗后这些老兵的病情有了明显好转。

7.2 心理创伤治疗关系的特殊性

因为创伤病人常常在创伤中会失去对人的信任，所以与创伤病人的治疗关系非常难建立，但良好的治疗关系又是一切技术实现的基础，所以，要求治疗师应该是受过良好培训且治疗经验丰富的治疗师。良好治疗关系的建立需要注意以下几点：

（1）安全感。因为在创伤中受害者体验到的是失去控制、无助感、不安全感、被抛弃感，所以，治疗师要作为一个安全稳定的客体出现，让病人感到治疗师是安全、稳定、可以充分信赖的。

（2）告知。治疗开始时要告知病人，治疗过程中病人可能会出现比治疗开始时还糟糕的状态，如果出现严重抑郁症状，病人会被治疗师转介给临床医生进行服药治疗。

（3）安全、尊重、共情。类似于其他的心理治疗方法。

（4）不能滥用权力。治疗师不能利用自己的权力做治疗以外的事或者破坏心理治疗的设置。

（5）容器。治疗师要像一个容器，因为创伤病人有很多与众不同的地方，而且有时也是很有攻击性的，治疗师要能承受病人的攻击，因为创伤病人怕被别人抛弃，所以他们在人际交往中要试探别人是否可以信赖。

(6) 边界。创伤病人经常是在创伤中把自己的边界给打破，所以他们也经常在治疗中尝试打破与治疗师的边界，治疗师一定要意识到这一点，否则极易造成自己的衰竭。

(7) 慎用某些治疗方法。治疗包括稳定化、创伤的处理和重新融入生活，如EMDR这种治疗就必须由掌握该技术的专业治疗师来进行。

7.3 心理创伤治疗与干预应注意的问题

第一，在灾难事件过后，个体的生存和生活问题能够比较及时和在短期内得到妥善解决，但心理创伤常常无法在短时间内或单纯依靠调动自己的心理能量来恢复。这种情况下，灾难性事件所造成的消极影响就会持续发生作用，严重损害当事人的身体和心理健康。由于心理上的创伤相对于身体的创伤来讲，难以得到医治后短期内便有明显改善甚至痊愈的效果，因此不管是哪种形式的干预都应该有持久性的干预计划和措施，逐渐促使遭受创伤的个体能够自己独立克服困难，适应生活。

第二，虽然创伤心理干预可帮助人们加固和重塑心理结构，但需要明白，没有任何一种灾难能像心理遭受的灾难和创伤那样给人们带来持续、强烈和深刻的痛苦体验，经历心理创伤者可能长期沉浸在痛苦的记忆中而难以自拔。心理创伤往往在个体主动想要摆脱或遗忘的时候，又再次经历创伤情景的情绪与情感体验，进一步巩固了个体对负性情绪性经历和事件的记忆，这样陷入恶性循环，变得更加严重，持续地影响个体对生活的适应和健康发展。因此在运用某些干预方法的时候，要慎重对待暴露创伤心理体验的现象。任何干预方法都难以将创伤性的经历和体验从个体的记忆里彻底消除或清除，比较容易实现的是在干预后使个体的情感或情绪反应处于其可以承受的范围。

第三，一些在地震中受到严重心理创伤的弱势群体，如儿童、青少年，他们承受危机的能力相对较弱。对于这些心理相对不稳定和脆弱的人群，经历灾难时，创伤体验和心理阴影就更有可能会影响并伴随其一生，因此需要针对对象的特殊性制定适合的干预方法。另外，那些在灾后失去依靠和寄托的人群，如失去孩子的妇女们，有可能重新孕育孩子，虽然这对弥补她们失去亲人的痛似乎有用，但她们的创伤经历和心理阴影对胎儿和新生儿的影响也是需要重视的。

第四，也许灾难性的事件发生时，人们遭受了强烈的刺激，引发了强烈的心理反应，这可能在一定程度上会导致中枢神经系统的功能性变化，或者一些脑区受到损害，从而心理和行为表现出病理性变化。因此，有条件的干预可以采用一些脑成像技术来考察其脑功能是否发生变化，从恢复其中枢神经系统的功能进行有效干预。

第五，创伤心理的内容几乎都是负性的情绪或情感体验，与强烈的负性情绪记忆相联系，可以通过情绪调节的方法来进行干预。但由于人们对负性情绪信息有更加敏感的倾向，所以通过对情绪性事件或经历的认知重构来调节负性情绪和情感体验的干预方法也有可能增加个体的负性评价，导致更加强烈的负性情绪体验和反应，这样反而会起到消极的作用。

7.4 小结

创伤病人的治疗一般分为三个阶段：建立治疗关系、针对创伤的治疗、帮助病人重新融入生活。在这三个阶段中，不同的治疗师可以选用不同的治疗方法。

心理创伤的心理动力学治疗理论是比较经典的治疗模式，治疗中通常采用了解和连接无意识的一些技术，诸如催眠、自由联想、积极想象、梦的分析等，基于行为主义交互抑制和反条件作用的系统脱敏法、来源于认知治疗理论的延长暴露（prolong exposure，PE）和视觉暴露治疗（其潜在假设是心理创伤症状来自于新旧信息认知图式之间的冲突）也常用于减轻和缓解创伤带来的焦虑状态。眼动脱敏和再加工治疗（EMDR）是基于行为和认知疗法的理论基础。整合发展模型主要是从心理创伤的病因学角度提出的一种整合内心信息的社会认知协调一致理论。

绘画治疗、舞蹈治疗和阅读疗法都属于艺术和创作治疗的范畴，采用各种可操作性的方式接触被忽略或压抑的无意识，释放内心聚集的能量，重新整合自我，面对现实。

VR 技术利用现代科技，模拟真实场景治疗，未来应用可能更为广泛。

8　一例性心理创伤个案的分析与治疗

临床研究发现，心理创伤的早期心理治疗极为重要。荣格的分析心理学提出了集体无意识、原型意象、情结以及自性化等一些基本理论，其中原型意象中又包括阿尼玛、阿尼姆斯、阴影、人格面具和智慧老人等重要核心概念。无意识水平的工作、象征性的分析原理和感应性的转化机制是心理分析的三大基本原则。梦的分析、积极想象和沙盘游戏是心理分析的三种主要方法。

梦的分析与梦的工作是心理分析中最重要的方法及实践，也是最重要的内容，尤其是在当代心理分析的意义上。弗洛伊德以其《梦的解析》开创了精神分析心理学体系，荣格所发展的分析心理学理论也始终以梦的分析为重点。本案例也采用了梦的分析

（dream work）技术，结合积极想象技术、自由联想技术，同时综合了运用认知疗法、来访者中心疗法等。荣格将心理分析划分为四个阶段：倾诉（confession）、阐释（elucidation）、辅导（education）和转化（transformation）。虽然在倾诉阶段，病人的症状已经得到了一定缓解，但是由于发生了移情，如何理解和解释移情就具有重要的方法论意义和治疗性目的。荣格曾评论说："就移情这一问题而言，借助于倾诉的方法不能给我们带来任何结果。"正是这一点使弗洛伊德对布洛伊尔的宣泄技术进行了根本性的革新，得出了他的"解释法"（interpretative method）。而通过"解释"或"阐释"也就把心理分析带入了新的阶段——辅导，在辅导阶段更需要解释学的方法。面对移情，专业的解释或阐释后，病人了解了无意识的意义和象征性的内容，但仍然不能接受或不能产生治愈效果，就需要"辅导"或"教育"。在这里，解释学已经渗透到了荣格心理分析的方方面面。

临床实践表明，采用心理分析疗法可有效缓解心理创伤所带来的一系列症状，包括分离、躯体化、症状转移以及反复。这里介绍笔者整理的一个临床个案，个案治疗时程 2004 年 9 月至 2006 年 12 月，历时 2 年半，治疗 28 次，该个案主要是由童年性创伤经历以及幼时分离焦虑导致的亲子障碍、学习障碍、人际交往障碍、情感障碍等一系列问题。

8.1 个案初诊阶段

8.1.1 个案的外在特征

个案，女，初次咨询 20 岁，刚进入大学学习，主动寻求心理咨询和治疗，主诉问题为童年期创伤性经历，母女关系问题，以及学习压力、恋爱危机、人际关系问题等。为保护来访者及叙述方便，以下称之为“L”。

初步印象L五官清纯美丽，娇小玲珑，神态举止有些腼腆和拘谨，衣服一般为浅色。L口齿伶俐，思路清晰，讲述问题层次分明，叙述生动，模仿能力较强。

根据DSM－Ⅳ和CCMD－3初步诊断为创伤性经历所导致的社交与情感障碍，属于严重心理问题。

8.1.2 个案的背景资料

L家庭中有4人，父母、弟弟和她。父母关系一般，在个案童年和少年时期父亲不常在家，母亲脾气暴躁，常对个案动怒，弟弟性格中也有很多问题，L问题也源于母亲的教养方式。个案和母亲关系一直不好。

L最初带来三个问题：① 学习压力。自认学习音乐天赋一般，考进音乐学院后压力更大，周围的同学都很优秀。老师上课的时候，个案常常因紧张而走音，每次上课前心理压力都很大。曾因鼻炎和脚扭伤骨折休学而影响学习，产生失眠和心跳加快现象。

② 多年来带着“恨”学习。L 10岁那年的一天晚上，在她熟睡后，表哥（姨妈家的孩子）来到家里，L原本和弟弟睡一间房，弟弟还小，那晚父母让弟弟和他们睡，让表哥和她睡一间房。那晚表哥对她进行了性侵犯，当时个案正在睡梦中，清醒时事情已经发生。事过1周，L和母亲说起此事，母亲没有任何反应。此后母亲还常常允许表哥来住，L因此憎恨母亲。小学时，有时也去表哥家，却从不看他，后来就没再去过，多年也未再见到他。今年过年，家里人又逼着她去姨妈（表哥）家看望外公，L不想去，母亲骂她没良心，令个案突然想到“她（母亲）是否已经忘记那件事”，内心更加痛恨母亲。

③ L认为自己不是父母的亲生女儿。其根据是：个案自小在

乡下奶奶家，直到四岁父母才接其回到城市。小时候偷偷听到，村里人和奶奶说："是这个孩子吗？拣回来的那个孩子？"回城后不久，父亲借钱去海南做生意。L 自上幼儿园起就做家务，七八岁时每天放学回家都要煮饭，如做得不好，母亲还会责骂。母亲常因心情不好责骂 L，有时候甚至不给饭吃。个案小学六年级时父亲回来了，母亲脾气有所好转，L 初中去了外地读书，但常和父母吵架。高中三年，父母只是给钱，从没有去过学校看望或者打电话给 L。高三那年，母亲莫名地对自己好了很多。由于高三需要很多钱，个案对母亲态度也有所好转。不过心里仍想，以后赚到钱后就把钱还给他们（父母），不再理他们。

L 认为，现在自己的生活中没有幸福，奶奶曾是其最亲的人，但在 L 高二那年过世，L 坦言生活中有人牵挂是件好事情。父母给钱常说是投资，偶尔还会问"什么时候还"。这些导致 L 常常怀疑，这个世上到底是否有人真正爱过自己，真心地为自己做一件事情而不求回报。

8.1.3 问题的分析和诊断评估

L 童年时期存在被亲密人（表哥）性侵犯的创伤性经历，同时也存在一定程度的被虐现象，如其母亲在其幼小年龄令其做许多家务，并且常常辱骂她，不给饭吃。L 缺乏和母亲建立稳固情感依恋的经历，存在童年分离性创伤，情感上，L 一直缺乏安全感，长期缺乏母爱，并导致"恨"。L 在叙述自己的性侵犯创伤经历时，语气非常的冷静和平和，似乎讲述的事情不是发生在自己的身上。我们对其进行 DES 分离体验测试，个案得分达到 0.81，属于高分离。可见，对其创伤性经历，L 无意识运用了分离作为反应和应对方式，在随后的 27 次治疗中，进一步证实了这一判断。

8.1.4 创伤性经历分析

L在年纪尚小的时候遭遇到亲人的性侵犯，在其不能自我保护，不能够去处理这创伤所带来的身体与心理影响的年龄，她的唯一希望是从母亲那里获得一些安慰或者是对侵犯自己亲人的责骂，而事实却没有。缺乏母亲支持的性虐待个体，一般将大量的心理伤害性能量聚积在内心，较少部分指向外部，如对母亲的愤恨。无论哪一种，都是一种对自我的伤害，指向母亲的那部分具有一定的积极意义，愤恨转化为L的学习动力。但愤恨的对象指向的是个案的亲生母亲，个案最终会发展出拒绝和否认，即她不是我的亲生妈妈。由于这部分能量是指向外部的，在随后的咨询处理上，母女关系很快得到解决，而个案创伤性经历的回避处理，则需要更长的时间。

L的学习压力是意识层面问题，L与母亲关系问题介于意识与无意识之间，起着连接意识和无意识的功能，创伤性经历是无意识的。按照DePrince和Freyd（1999，2004）提出的背叛创伤性理论，当创伤性经历是由照顾者犯下的错误所导致时，保持对创伤的无意识具有社会效用。因此，经历创伤个体一般会回避对创伤性相关的信息和线索作进一步的加工，由此导致创伤转化为其他的问题和症状。

按照荣格提出的情结理论，创伤所形成的丛集就是情结。心理分析治疗认为，如果个体认同自己的情结，就会表现出某种特定的心理病症，如弗洛伊德的俄狄浦斯情结（oedipus complex）和阿德勒的自卑情结（inferiority complex）。对正常个体而言，拥有情结是正常的，但一旦情结拥有我们，也就是心理病症的开始与表现。因而，也就需要治疗师能正确识别个案可能会出现的症状（如回避），并对由此产生的各种症状转移有清晰的认识和把握，从而最初就设计出全面的治疗方案。心理分析与治疗目的不是让病人消除其情结，而是通过觉察并理解情结在心理与行为中的作用来降低情结的消极影响。

8.1.5 创伤经历形成情结体现

（1）担心别人误会自己也是被人包养的女孩子。分析：很在意外部评价，希望外部评价自己是清纯、一尘不染的，不能接受不纯洁的评价。

（2）为澄清同学误会自己异性朋友多，提出中午和晚上休息时拉断电话线的建议。分析：不能接受甚至害怕同学议论自己和异性的交往关系。

（3）在外表和唱歌方面都缺乏自信，胆怯，害怕被否定，自尊心受伤。分析：个案渴望获得外部认同，但获得认同却不敢相信或者接受，源于没有认同和接纳自己。

（4）在认识的人面前表现压抑，感觉很痛苦，但在没人认识的地方表现却分外轻松自然。分析：个案始终被创伤性情结和阴影笼罩，内心充满了不安全感，隐藏了什么，充满恐惧。

（5）人际交往的障碍。很多同学和老师交流都很放松，但个案不行，较少与人主动交往。分析：个案与外在交流和接触似乎是封闭性的，个案不愿意同其他人建立亲密关系。内在的心理障碍和阴影导致“脑海中有歌，嘴里唱不出来”，时时表现出对自我的逃避、躲藏，对自我不接纳，包括外形、外貌；也不能很好地处理客体关系，如与父母的关系、与他人建立的情感关系。

8.2 临床治疗历程

治疗的初期目标是解决学习压力和逃避，中期目标是个案与母亲的关系，最终目标是能够不再对创伤性经历和引起创伤的信息或事件进行回避性反应，化解创伤性经历所导致的各种问题和症状。本个案主要用于说明在临床的个体咨询治疗中，对具有分离性创伤个体的回避性加工的识别的证实，以及这种识别对整个治疗进程产生的积极影响，尤其是对个案的心理保护，建立来访者和咨询师之间的信任关系，以及个案最后的成长、发展与转化。

8.2.1　分析初期：理解与体验—感受自我，认识自我

最初的治疗目的仍然为收集资料，主要目的是缓解个案紧张的情绪，情绪的处理既是治疗的目标也是治疗过程效果的体现，从分析和认知自我开始，也是从意识进入到无意识的开始。

8.2.1.1　感受自我

治疗初期采用轻度的催眠技术，通过暗示和放松指导，让L放松地闭上双眼，感受内在世界，让无意识慢慢涌现。

自由联想状态，L首先说出了自己最想做的事是和朋友（同性或者异性）感受大自然，去有青山绿水、有新鲜空气的地方，还能爬到山顶。渴望无拘无束、开心放松、没有压力和负担的状态。

继续自由联想，L说出同学有时候会向她借衣服，如果是她很喜欢的衣服，也会借给别人，但心就会痛，衣服还回来后放到柜子里就不会再穿。如果以后拿出来看的时候，已经没有感觉，就会送人；如果心里还喜欢，也不会再穿，但心里就会痛。

据此，咨询师让个案自我分析，问："你觉得自己是个什么样的人?"L说出了对自己各方面都很不满意，如长相、学识和性格，自尊心强，自信心不足。别人夸奖她漂亮，她认为是别人并没有真正了解她。在别人眼里她是一个有些高傲的人，而她自己却不认为如此，她认为自己有缺陷，只是别人没看出来。问她："什么缺陷?"她说自己两边脸大小不同。

8.2.1.2 认识自我

L在治疗几次后感觉总体心情不错，睡眠改善很多，但上课仍不能放松。

L说专业老师经常小声克制性地责问她，为什么没有很好地按老师的要求完成学习任务，这让L很郁闷，她甚至希望老师大声地训斥，这样感觉会更舒服。L感觉在其他老师面前表现很轻松，歌也唱得很好，不知道哪一个才是真正的自己。

经过与咨询师共同分析，L找到了自己的问题，原来她内心对老师有许多不满，无意识中对老师的不认同产生阻抗。上课前她的内心充满了矛盾和反抗，她没有真正按老师的教导学习。她和老师的关系反映出个案处理人际问题的回避性方式。在老师眼里，她是一个听话懂事的学生，这也是她留给人们的外在印象，但老师却没看到听话的结果，令她气恼。个案对问题只是回避，隐藏起自己真实的想法，老师说什么，她从没表示过反驳或者反抗。她和老师之间的关系表面看起来似乎风平浪静，但实际上却是一种拮抗状态。本次咨询后，L感觉学习不断有进步，也找到了唱歌的感觉。

几次咨询后，个案的学习压力和紧张情绪有所缓解，失眠状况也得到有效改善。但个案回避性处理问题的方式仍然存在，随后出现了一定的躯体化症状，这具有一定的积极意义，只要症状向外部发展，也就意味着转化开始。

8.2.2 分析中期：母亲情结与分离创伤——狂风暴雨后的消融

治疗中期采用Robert Bosnack的梦的工作（dream work）的分析方法。

8.2.2.1 梦的分析——触及童年分离焦虑创伤

L讲述了一个最近的梦。她坐车回家时，一个小乞丐（女孩）

向她要钱，她没有给，小乞丐就跟着她，一直跟到家。那个家是农村的，简陋的屋子，门口有张四方的桌子，L看到母亲和弟弟在吃饭。小乞丐站在门口不走，也不说话，骂她不给她饭和钱。不久她走了，过了一会儿又回来了，手里拿着木棍，L说："我就和她打了起来，两根木棍叮叮当当，没有打到彼此，只有棍子在响，后来自己就醒了。当时脑子里在想，不要打了，不要做这个梦了，打了很长时间。小女孩和我好像，瘦瘦小小的，不说话。"

这让L想起小时候的一件事："有一天，妈妈和外婆、姨妈来看我，我没有穿衣服，看见她们来了，就拿起木棍把她们赶走。她们都说孩子小，不懂事。内心深处怕'懂事'，长大后别人都说我懂事。"在4岁L的无意识中，可能就已经隐藏着对母亲强烈的怨恨，4岁时L用不认识、不理和不要母亲来表达这种恨。

L在对梦中母亲的换位体验环节感受得很认真投入，她感受母亲对小乞丐的心理和语言"你走不走，再不走我打你"。很大的声音感到很气愤，声音里也有无奈和无助。

在感受母亲对待女儿的态度上，L感受到母亲"看到女儿回来，有点开心又夹杂着讨厌，女儿没有和自己说话，觉得她需要叫声'妈妈'，但并不怪她，内心肯定的是女儿不喜欢自己，认为女儿比较听话，骂不还口，有时候不开心就骂她，自己的脾气比较暴躁，骂完她之后更讨厌她，她不理我（母亲），很长时间都不理我，需要钱的时候才叫我。骂她也不出声，就越骂越气，如果她回击一下，也许我不会骂她骂得那么重"。L以母亲的口吻讲述母亲的内心感受。

L从母亲的角度体会了母亲的无奈，也体会到自己的沉默是对母亲最大的反抗和反击，使得母亲通过骂她将与她沟通的唯一途径断绝了。L内心恨母亲，不想与母亲有任何的沟通。母亲的情绪是难以控制的，对待女儿的态度也是复杂和无奈的，但L同时也感受到还有一种她不愿承认的母爱，只是她还没有勇气和信心去接受和面对。

8.2.2.2 母亲阴影与心理创伤症状的躯体化

L说要去整容，因为大小脸问题。L自述过去一直都有整容的想法，只是最近几天更加强烈，并已咨询过两家整容医院。

我问她："为什么最近这种想法很强烈?"L说，最近遇到广告公司拍服装广告，但穿衣服、试镜、拍照后就一直没有消息。她认为，失败原因就在于自己脸形不对称。自述童年常被母亲说大小脸，并听到母亲议论此问题，最初不在意，八九岁时，遭到母亲严厉而凶狠的斥责，拿起镜子看过后，心情沉重，以后不愿意再照镜子了。我问她："是否还有关于大小脸的其他记忆?"她说有，"表哥娶了一个比较有钱的但也是大小脸的老婆，表嫂常披下头发遮脸"。L常听到母亲和姑妈等亲戚的议论，担心自己以后也遭到别人背后的议论。

整容是个案心理问题的躯体化，似乎躯体问题解决心理问题也就解决了。此时，母亲阴影被个案进一步外在化。L整容手术后，虽然看起来仍然是一脸大一脸小，但个案却从此不再关注和讨论脸的任何问题。

个案非常在意并且不能容忍别人背后的议论或者评价，这同样是创伤导致的一种消极自我防御，也是对外部世界的一种回避，不能认识自我、接纳自我。个案整容源自于内心的创伤性情结，而这个情结又与母亲阴影有关，她和母亲的关系在整容后可能会出现转机。

8.2.2.3 面对母亲阴影，分离焦虑问题初步转化

L在假期与母亲大吵一架，把对母亲的种种委屈和怨恨都讲了出来，母亲跑出去哭了。母亲澄清L是亲生女儿，可去医院检查，刚出生时浑身是血，按照农村习俗就回乡下认了干妈。当年看到女儿被带走，母亲的心里也很难受。每次看女儿回来都会哭，4岁的时候接女儿回来，由于母女分开4年，感觉女儿不喜欢自己，因而对女儿常打骂。父亲说，母亲的确感觉歉疚于她，当年因父亲欠债二三十万，债主逼债，母亲脾气不好，父亲希望L能原谅

母亲。

从此，L与家人关系好转，后期治疗L提到从细节上感受到母亲和父亲的爱，同时体验到家的温暖和幸福感。和同学关系也不断好转。触及分离创伤和母亲情结与阴影后，由于整容使问题症状躯体化，L在分析中，自我认识开始增强，与母亲关系的转变是L自我转化的初步体现。

8.3　心理创伤的触及、回避与面对

L的心理问题不断转化，L在不断回避创伤性情结信息，但体现在情感问题上，在情感危机的彷徨与抉择中，L开始学会面对自我，面对创伤与阴影，面对情结。

8.3.1　情感危机初期，初次触及创伤

在第十次咨询时，L谈到男友，高中相恋至今五年，分隔两地，现在感情出现危机。男友不断提出分手，男友母亲也反对两人的交往，几次分手最后都以L的努力和妥协而好转。

L的自我在不断地发展和成长，心理承受能力也不断提高，咨询关系非常稳固。此时，我开始让L尝试触及自己的创伤。L在初次咨询提及创伤后再没涉及，她一直在回避甚至否认自己的创伤性经历，把错误都放在自己身上，并为此很内疚。L在与男友关系的处理上，更多的是妥协，更多的是害怕失去。

咨询中触及是否因与男友发生过性关系才坚持不分手，是否和男友谈过童年的创伤性经历。L对这样的问题都是沉默了一阵才回答，但紧接着又是沉默，仿佛很痛苦，并不愿意触及。

L表情痛苦，不愿回首。对于创伤，只说那时候还小，很快就忘记了。“到了初中的时候，最痛苦是在女孩子的生理问题上，听

到同学们谈论有关的问题，自己和她们说的情况一样，内心就很痛苦，就会哭，哭的时候心里恨不得把他杀掉。现在没有这个念头了，初中时候很勤奋，主要是因为内心的‘恨’，高中时候很累。”L沉默较多，欲言又止，其仍没有获得足够的安全感，还没有足够的勇气和信心面对伤痛。

L开始承认自己有很多问题，每一个阶段都会有问题出现。她也看到了外在症状和问题的不断转化，可能是她童年的创伤性经历，以及创伤所形成的阴影和情结的影响，无论是学习压力、分离焦虑创伤、人际交往障碍还是情感危机都是创伤的症状与表现形式。L有意回避或不提取甚至遗忘，都是创伤回避的表现形式，这些都是由于心理阴影一直没被处理。

8.3.2 创伤性经历形成的性情结

L的同学发生宫外孕，L陪同去医院，同学中只有她知道此事，她也一直为对方保密。一次这个同学试探问L是否和男朋友也有过性关系，并提醒其保护自己，L否认。但L内心却问自己为什么要否认，并为对方可能认为自己对性也是无所谓的态度而难受。

L对性始终有强烈的情结，由于童年遭遇过性侵犯，因而极力想从外部弥补自己，努力塑造自己外部清纯的形象，但内心却充满矛盾和挣扎。对同学问题，内心充满矛盾，不明白为什么自己不能生活得真实些。这也正是创伤性分离所导致的个体现实感丧失的一种表现，个体表现出不能接纳自己的行为，包括自己的容貌、身体、思想和态度，不能协调真实自我与理想自我、现实世界和理想世界的关系。各种所有的心理矛盾和冲突最后都在性问题上集中体现出来。

在几次的创伤治疗后，L开始接纳自我，接受现实。出现心理转折期，她的脸上开始出现更多灿烂、舒心的笑容，似乎解除了许多顾虑，也似乎开始重新审视和面对自己的过去，对咨询师表现出更亲近和信任的态度。

8.3.3　失恋导致的个案心理发展与转化期

8.3.3.1　挣扎期

个案失恋，男友提出分手，痛哭，不能接受现实，却不恨男友，恨那个和男友在一起的女人，并担心那个女人怀孕，从此自己再没有机会，对恋情仍然抱有希望，当男友给了希望后，却没像预想一般高兴，想到的是对方给过自己的伤害。仍然在感情的漩涡里挣扎，出现醒悟语言：心态上冷静地看待分手，同时对分手有欣喜，“感觉欣喜”，“有欣喜的感觉”，“感觉无法留住这段感情，心有点冷”。L 似乎在逐渐成长，人变得冷静、坚强。

8.3.3.2　静默期

在不断的咨询中，L 不断地领悟和成长。2005 年“五一”假期 7 天，自诉虽在难过与忧郁中度过，但仍然克制自己，不去找男友，不给对方电话。开始理性地思考，“现在和他分手可能是好事，他没读过大学”等。但仍不能忘记对方，还抱有希望。

8.3.3.3　反复期

L 内心仍然痛苦，常带着希望，每天都很难熬，很难入睡，无法放下。男友对新恋情的不舍令 L 开始对这段感情产生绝望。

8.3.3.4　转化期

第十三次和十四次是网上咨询，L 更网名为“重生”。似乎几番挣扎后，开始有好转，尤其是开学后，L 明白一切自己无法掌控。

分析中发现，L 仍不断地抓住最后一根稻草，放不下的原因常是“以前他对我很好，别人都说他很爱我”，但分析后发现一切原来只是以前，所谓爱，所谓在意，在意的是别人的看法。L 开始思考和反问自己该做什么，发现原来情感只是 L 在寻找和害怕失去的依靠，L 需要的是力量，是成长，是不需要依赖和依靠的坚强独立的自我。她的网名“重生”已经意味着一种成长和蜕化，在体验蜕化的痛苦后，获得新生，独立地飞翔，飞得更高、更远。现在 L 还需要积蓄更多的力量。

8.4 治疗结语

L 咨询结束后，一段时间没再来。不久，她又来了两次，神态举止充满了自信，似乎重新焕发了新的生命光彩。一次咨询中，讲到目前她已能放下过去的一切，虽记忆犹在，但已能够接受和面对，感觉现在活得很轻松，从没想过原来一个人也可以生活得很好。最后一次咨询 L 谈到了新的情感，有男孩子追求自己，虽有欣喜，但还没能令自己心动。感应出现，她表达了一直没来找咨询师，是坚持着，希望自己可以不再需要咨询师，学会自己调整自我，生活得更好。这让咨询师释然，咨询使 L 不但成长、独立，而且并没有形成咨询依赖。现在 L 内心已发生根本的转化，此时的她对待自己的过去，包括自己的创伤，都是一种宽容和接纳的态度，亦不需要再去提及。正如荣格所言，个案学会了拥有情结，而不是让情结控制自己，同时也学会了绕着情结走。

附录：书中部分研究所用实验材料

1　分离体验量表（Dissociative Experience Scale，简称 DES）

DES 是 Bernstein 和 Putnam（Bernstein & Putnam，1986）发展的一套包括 28 个项目用于评估分离性症状的简要自陈式量表（Boon & Drajer，1993），该量表测试分离性体验，判定分离在精神病障碍上的影响和测定分离性障碍（Carlson & Putnam，1993；Bernstein & Putnam，1986；Coons et al.，1989；Branscomb，1991；Boon & Draijer，1993；Saxe et al.，1993）。DES 评估分离的连续性，陈述范围从一般性到本质上最严重的程度，如“有些人有时候会感觉他们周围其他的人、物和世界是不真实的”。请被试在

0% ~100%之间选择出自己符合这种情况的百分比。这种量表容易施测，对被试没有侵入性或伤害性。

DES 综合了 DSM - Ⅲ中关于分离性障碍的诊断标准和专家们的意见，所测特征是相对状态的稳定，所需要的是日常生活中分离性体验的发生频率。量表中有 28 个问题，每一问题的评分均从 0% ~100%，按 10%递增，共 10 个评分档次供被测者选择。28 个问题所得分之总和除以 28 便为 DES 得分。Cross 等将这 28 个问题分为四类，包含三种变量因素：第一类（因素 1）称为“注意—想象干扰”，由具有高度普遍性的有关体验组成，属良性体验，共 12 条，如“对谈话内容的遗忘”和“对疼痛的忽视”等；第二类（因素 2）称“分离状态特性”，有 4 条，是多重人格障碍的次重要特征；第三类（因素 3）称“人格解体—现实解体”，有 5 条；第四类有 7 条，不负载任何因素。因素 2 和 3 均可筛选出分离性障碍者，并可将多重人格障碍鉴别出来。

目前 DES 应用在以下几方面：第一，各种精神障碍疾病患者分离水平的测定，如 PTSD、进食障碍、边缘型人格障碍，也可用于检测非临床人群的分离水平，如一般人群、大学生、青少年等。第二，筛选分离性症状与其他精神症状以及其他专科疾病症状之间的关系，如自杀、躯体转换、慢性骨盆疼痛、经前综合征、癫痫、攻击行为和超常体验，也用于研究理性体验与儿童性行为紊乱、物质滥用的关系。第三，分离性水平与生物学过程间的关系。已经发现进食障碍患者的 DES 评分与脑脊液中高香草酸含量呈明显正相关，而与 β - 脑啡肽呈明显负相关；DES 评分高者对痛觉的反应更迟钝。

DES 在三个研究中的重测信度系数是 0. 79 ~0. 94，在两个研究中的分半信度系数是 0. 83 ~0. 93（Carlson & Putnam，1993）。目前该量表已经被译成法国、西班牙、意大利、北印度、柬埔寨、以色列、日本、挪威、捷克等多国文字，其信效度评分基本一致。本实验用 DES 测试筛选了三所学校的大学本科学生和研究生，共回收有效量表 2 981 份。其中华师本科生有效回收量表 844 份，研究生 387 份，星海本科生有效回收量表 1 426 份，华工本科生有效回收量表 324 份。

DES 英文版

Dissociative Experience Scale

This questionnaire consists of twenty-eight questions about experiences that you may have in your daily life. We are interested in how often you have these experiences. It is important, however, that your answers show how often these experiences happen to you when you are not under the influence of alcohol or drugs. To answer the questions, please determine to what degree the experience described in the question applies to you circle the number to show what percentage of the time you have the experience.

Example:

0% 10% 20% 30% 40% (50%) 60% 70% 80% 90% 100%

(never) (always)

1. Some people have the experience of driving a car and suddenly realizing that they don't remember what has happened during all or part of the trip. Circle a number to show what percentage of the time this happens to you.

0% 10% 20% 30% 40% 50% 60% 70% 80% 90% 100%

2. Some people find that sometimes they are listening to someone talk and they suddenly realize that they did not hear part or all of what was said. Circle a number to show what percentage of the time this happens to you.

0% 10% 20% 30% 40% 50% 60% 70% 80% 90% 100%

3. Some people have the experience of finding themselves in a place and having no idea how they got there. Circle a number to show what percentage of the time this happens to you.

0% 10% 20% 30% 40% 50% 60% 70% 80% 90% 100%

4. Some people have the experience of finding themselves dressed in clothes that they don't remember putting on. Circle a number to show what percentage of the time this happens to you.

0% 10% 20% 30% 40% 50% 60% 70% 80% 90% 100%

5. Some people have the experience of finding new things among their belonging that they do not remember buying. Circle a number to show what percentage of the time this happens to you.

0% 10% 20% 30% 40% 50% 60% 70% 80% 90% 100%

6. Some people sometimes find that they are approached by people that they do not know who call them by another name or insist that they have met them before. Circle a number to show what percentage of the time this happens to you.

0% 10% 20% 30% 40% 50% 60% 70% 80% 90% 100%

7. Some people sometimes have the experience of feeling as though they are standing next to themselves or watching themselves do something and they actually see themselves as if they were looking at another person. Circle a number to show what percentage of the time this happens to you.

0% 10% 20% 30% 40% 50% 60% 70% 80% 90% 100%

8. Some people are told that they sometimes do not recognize friends or family members. Circle a number to show what percentage of the time this happens to you.

0% 10% 20% 30% 40% 50% 60% 70% 80% 90% 100%

9. Some people find that they have no memory for some important events in their lives (for example, a wedding or graduation). Circle a number to show what percentage of the time this happens to you.

0% 10% 20% 30% 40% 50% 60% 70% 80% 90% 100%

10. Some people have the experience of being accused of lying when they do not think that they have lied. Circle a number to show what percentage of the time this happens to you.

0% 10% 20% 30% 40% 50% 60% 70% 80% 90% 100%

11. Some people have the experience of looking in a mirror and not recognizing themselves. Circle a number to show what percentage of the time this happens to you.

0% 10% 20% 30% 40% 50% 60% 70% 80% 90% 100%

12. Some people have the experience of feeling that other people, objects, and the world around them are not real. Circle a number to show what percentage of the time this happens to you.

0% 10% 20% 30% 40% 50% 60% 70% 80% 90% 100%

13. Some people have the experience of feeling that their body does not seem to belong to them. Circle a number to show what percentage of the time this happens to you.

0% 10% 20% 30% 40% 50% 60% 70% 80% 90% 100%

14. Some people have the experience of sometimes remembering a past event so vividly that they feel as if they were reliving that event. Circle a number to show what percentage of the time this happens to you.

0% 10% 20% 30% 40% 50% 60% 70% 80% 90% 100%

15. Some people have the experience of not being sure whether things that they remember happening really did happen or whether they just

dreamed them. Circle a number to show what percentage of the time this happens to you.

0% 10% 20% 30% 40% 50% 60% 70% 80% 90% 100%

16. Some people have the experience of being in a familiar place but finding it strange and unfamiliar. Circle a number to show what percentage of the time this happens to you.

0% 10% 20% 30% 40% 50% 60% 70% 80% 90% 100%

17. Some people find that when they are watching television or a movie they become so absorbed in the story that they are unaware of other events happening around them. Circle a number to show what percentage of the time this happens to you.

0% 10% 20% 30% 40% 50% 60% 70% 80% 90% 100%

18. Some people find that they become so involved in a fantasy or daydream that it feels as though it were really happening to them. Circle a number to show what percentage of the time this happens to you.

0% 10% 20% 30% 40% 50% 60% 70% 80% 90% 100%

19. Some people find that they are sometimes able to ignore pain. Circle a number to show what percentage of the time this happens to you.

0% 10% 20% 30% 40% 50% 60% 70% 80% 90% 100%

20. Some people find that they sometimes sit staring off into space, thinking of nothing and are not aware of the passage of time. Circle a number to show what percentage of the time this happens to you.

0% 10% 20% 30% 40% 50% 60% 70% 80% 90% 100%

21. Some people sometimes find that when they are alone they talk out loud to themselves. Circle a number to show what percentage of the time this happens to you.

0% 10% 20% 30% 40% 50% 60% 70% 80% 90% 100%

22. Some people find that in one situation they may act so differently compared with another situation that they feel almost as if they were two different people. Circle a number to show what percentage of the time this happens to you.

0% 10% 20% 30% 40% 50% 60% 70% 80% 90% 100%

23. Some people sometimes find that in certain situations they are able to do things with amazing ease and spontaneity that would usually be difficult for them (for example, sports, work, social situations, etc.). Circle a number to show what percentage of the time this happens to you.

0% 10% 20% 30% 40% 50% 60% 70% 80% 90% 100%

24. Some people sometimes find that they cannot remember whether they have done something or have just thought about doing this (for example, not knowing whether they have just mailed a letter or have just thought about mailing it). Circle a number to show what percentage of the time this happens to you.

0% 10% 20% 30% 40% 50% 60% 70% 80% 90% 100%

25. Some people find evidence that they have done things that they do not remember doing. Circle a number to show what percentage of the time this happens to you.

0% 10% 20% 30% 40% 50% 60% 70% 80% 90% 100%

26. Some people sometimes find writings, drawing, or notes among their belonging that they must have done but cannot remember doing. Circle a number to show what percentage of the time this happens to you.

0%　10%　20%　30%　40%　50%　60%　70%　80%　90%　100%

27. Some people sometimes find that they hear voices inside their head that tell them to do things or comment on things that they are doing. Circle a number to show what percentage of the time this happens to you.

0%　10%　20%　30%　40%　50%　60%　70%　80%　90%　100%

28. Some people sometimes feel as if they are looking at the world through a fog so that people and objects appear far away or unclear. Circle a number to show what percentage of the time this happens to you.

0%　10%　20%　30%　40%　50%　60%　70%　80%　90%　100%

2　IAPS 图片系统

国际情绪图片系统（International Affective Picture System, IAPS）是由美国情绪与注意研究中心（National Institute of Mental Health, NIMH）历时数年编制而成的一套经过量化评定的情绪刺激图片系统。根据 2001 版本该系统共有彩色图片 822 幅，内容涉及动物、景观、人物、生活场景、运动、食物、器具、暴力、伤残、灾难等内容。IAPS 选材广泛，图片意义明确，能够比较迅速地传递情感信息。

由于人类情绪微妙复杂，变化多端，凡是情绪研究都面临着刺激材料的标准化问题，IAPS 正是为解决这一难题而编制的一套经过量化评定的图片系统。IAPS 的编制是依据情绪研究的维度观点，从 Osgood 等的理论出发，对愉悦度（valence）、唤醒度（arousal）和优势度（dominance）三个方面进行打分。由于 IAPS 是一个相对规范化的情绪刺激系统，又经过多年的修订，因此自问世以来，在国外被广泛地运用于各类有关情绪问题的研究中，如情绪的生理机制、情绪调节、情绪与注意记忆等认知活动的关系上。研究者可以通过 IAPS 激发人的各种情绪，进行爱、风景、暴力、物体、运动和环境污染等 9 组脑功能成像研究。IAPS 的美国常模是 2001 年由 Peter 等在美国佛罗里达大学内完成的。

图片一般包括三类，正性图片中包括获胜、娱乐旅游、美丽的风光、花草树木、可爱的动物、消遣、名车、钞票、金银、运动场景、快乐的表情、亲情、友情、爱情等；负性图片中包括事故、自然灾害、物体（如建筑物）损毁、各种垃圾、鬼怪、昆虫、医疗、尸体、环境污染、自然灾害、哭泣、伤残、血淋、军事场面、暴力冲突、武器凶器等；中性图片主要是日常用品、生活工作场景、建筑物、交通工具、饮食、几何图形、面无表情的人等。刺激内容的丰富对于诱发出实验所需的情绪十分有利。

实验 3 中所用部分创伤性图片

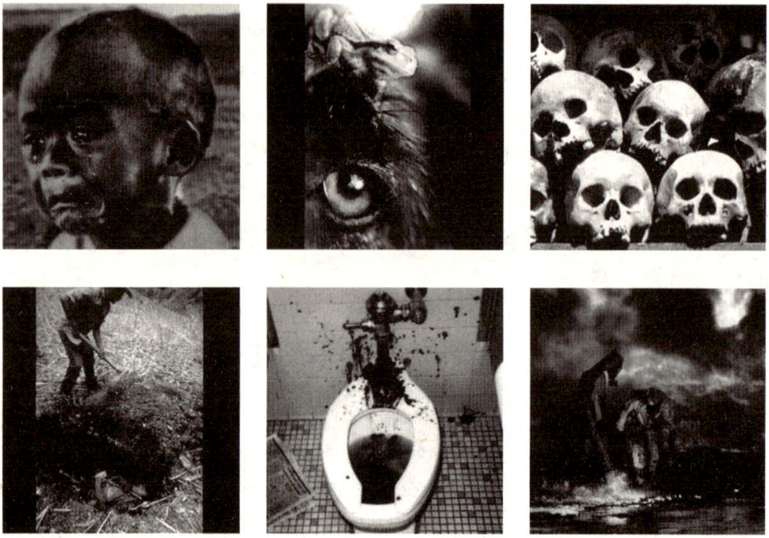

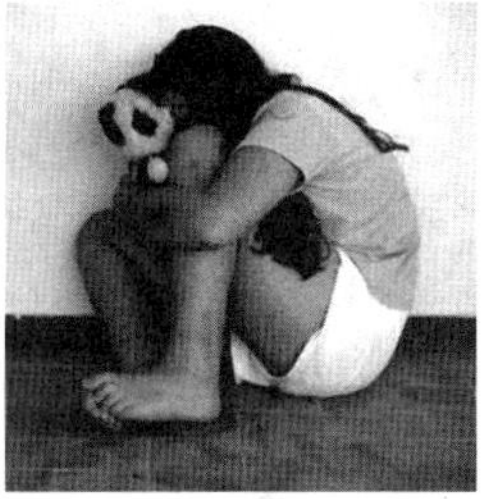
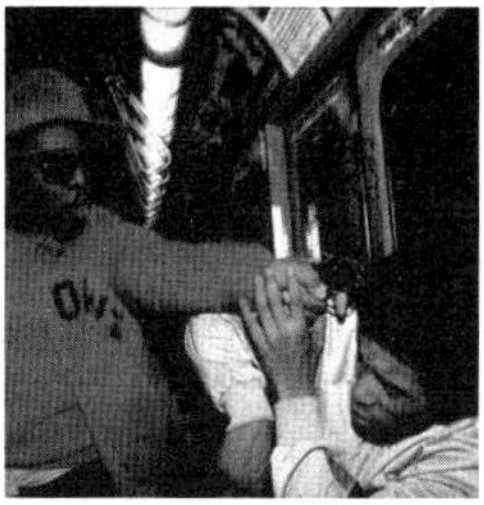
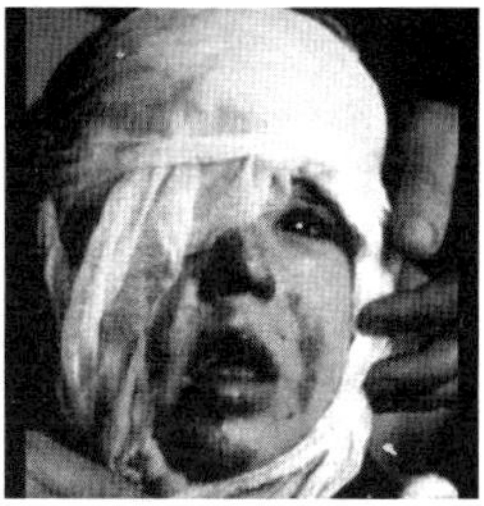
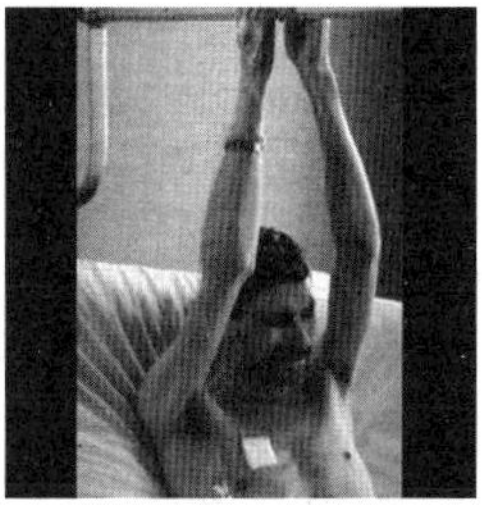
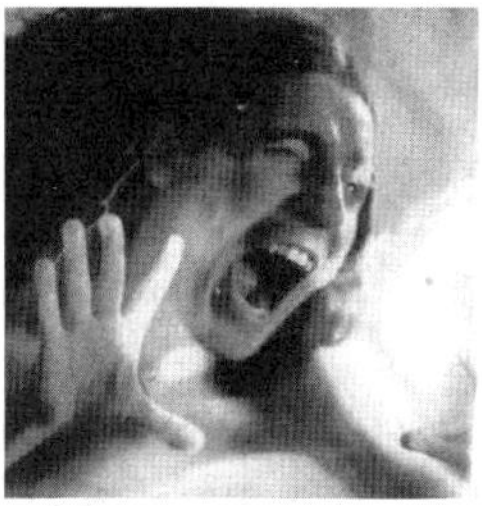
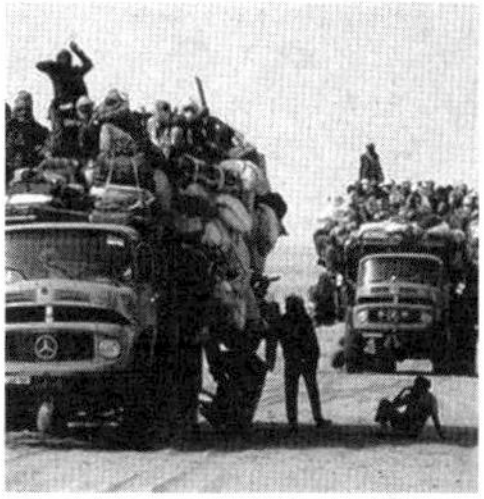
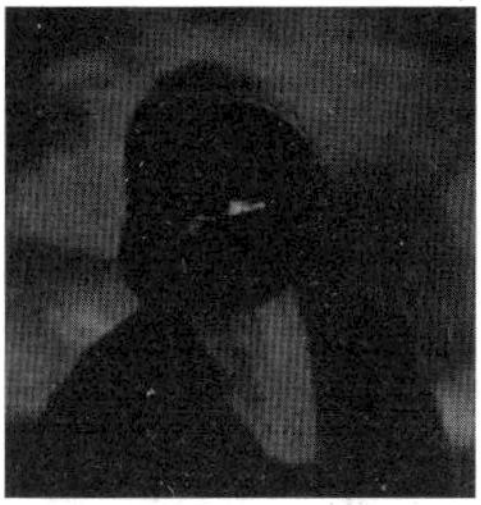
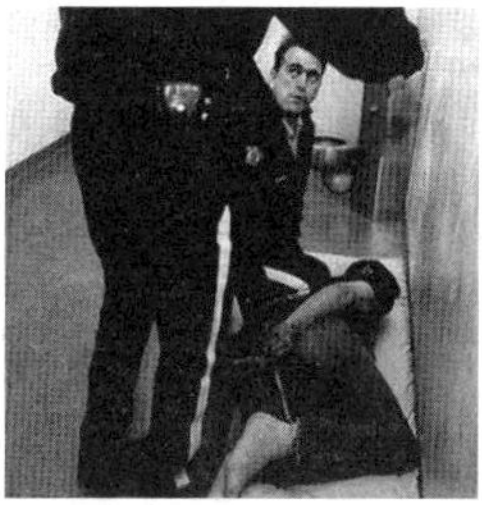
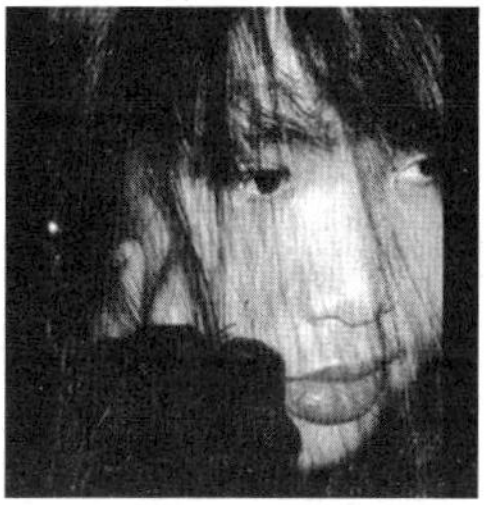
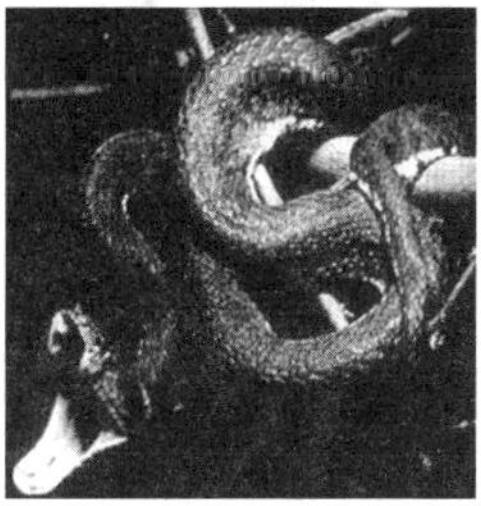
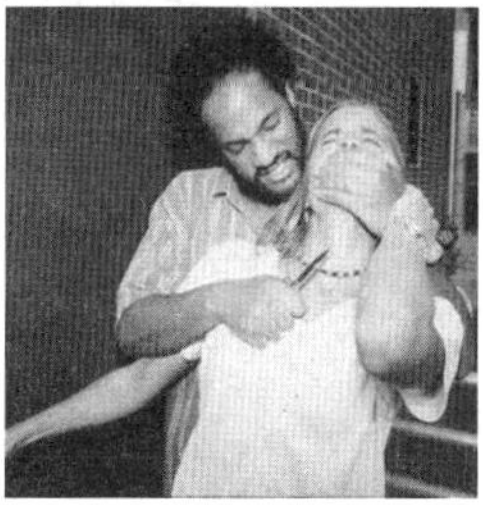
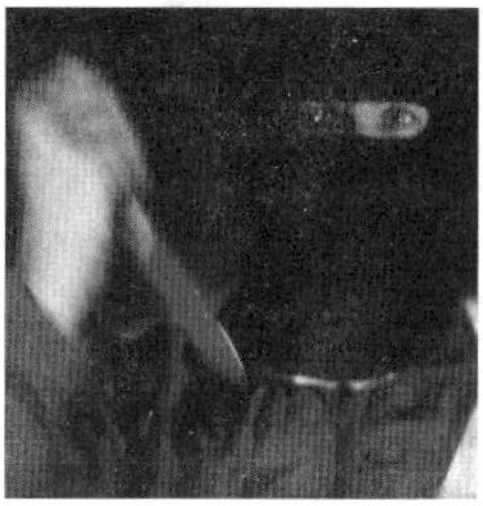

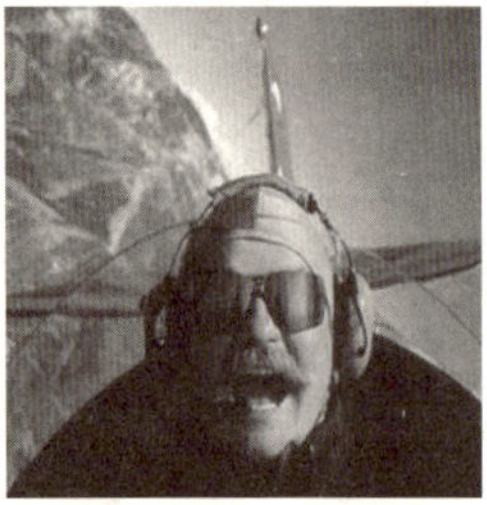
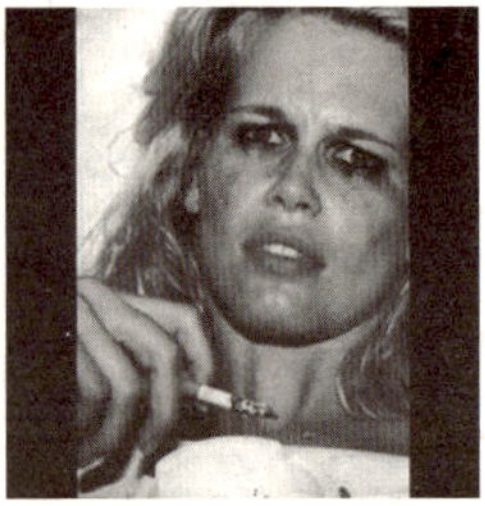
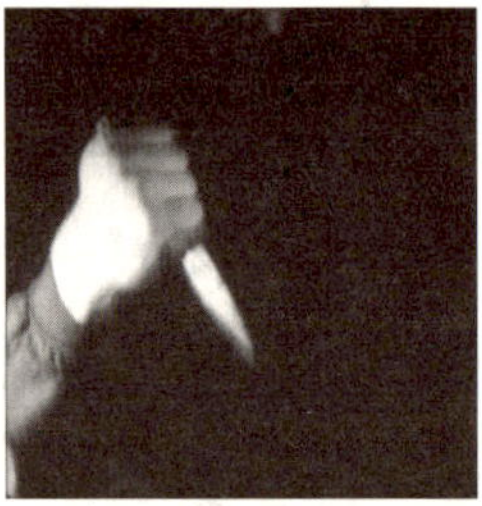
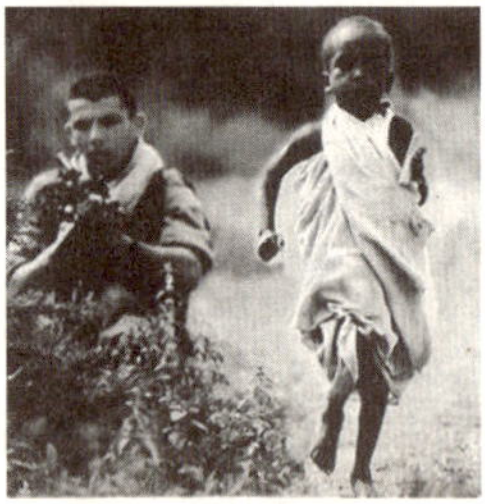
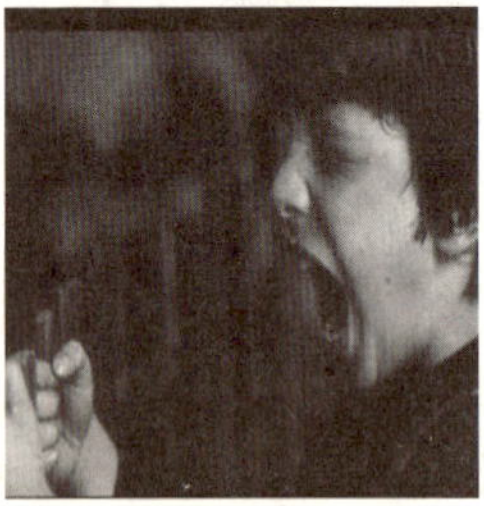
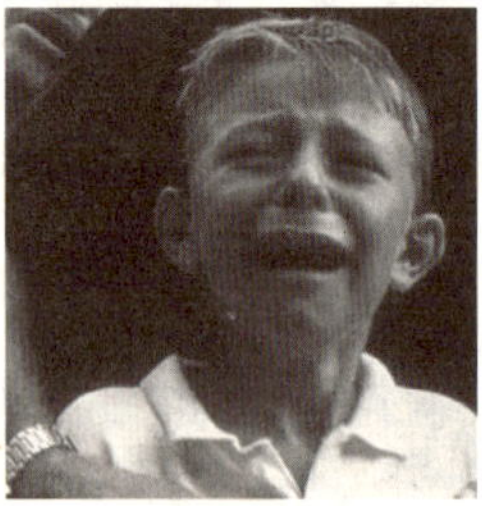

中性图片

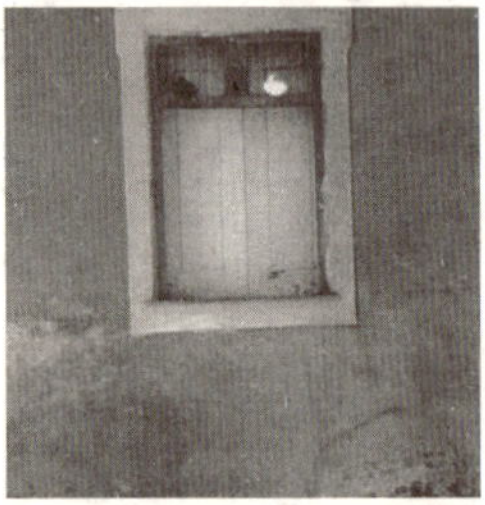
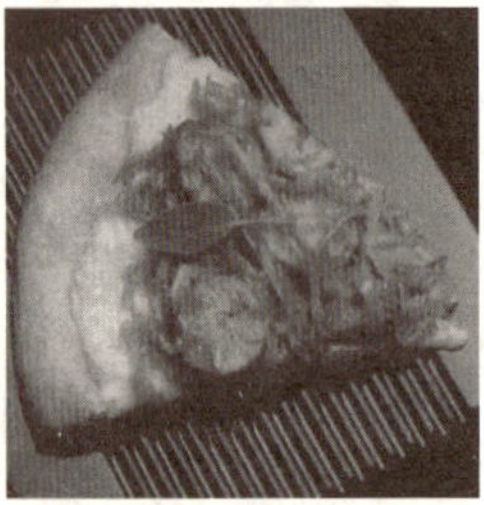
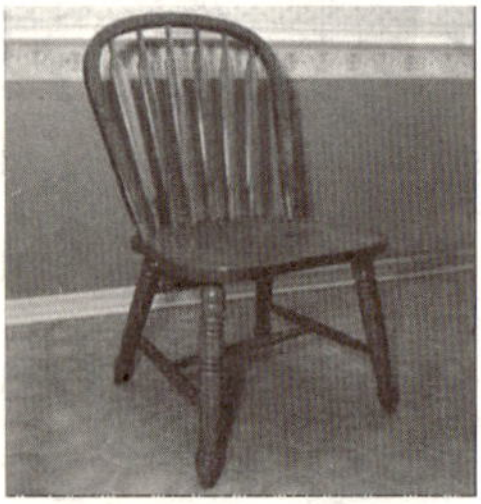
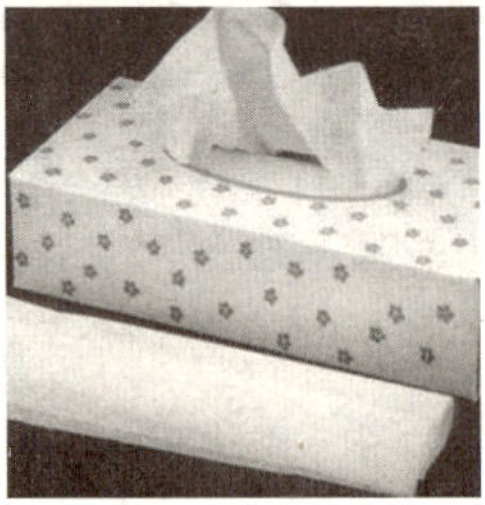
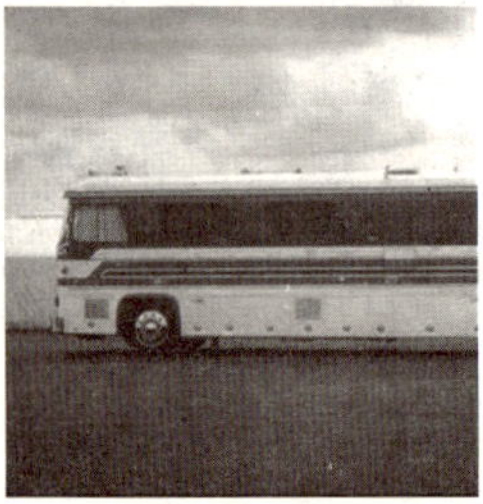
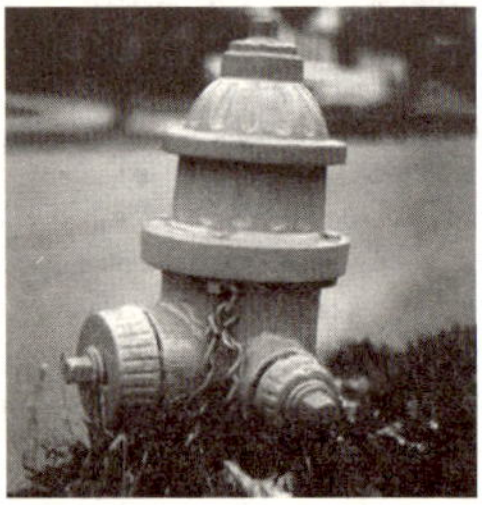

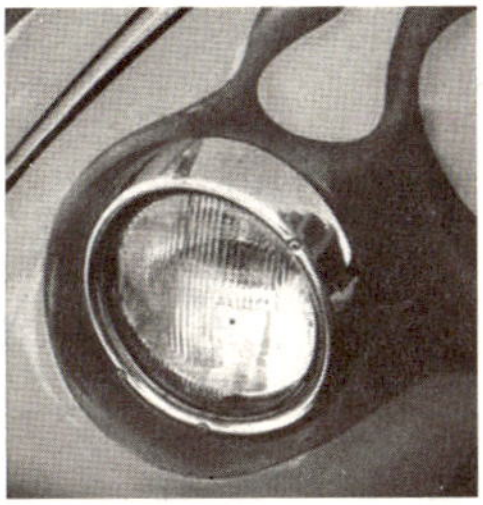
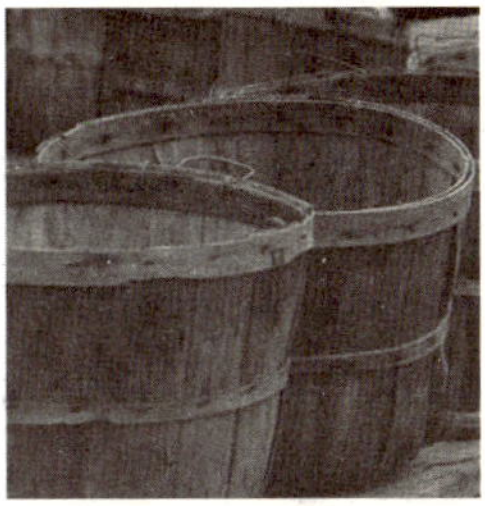
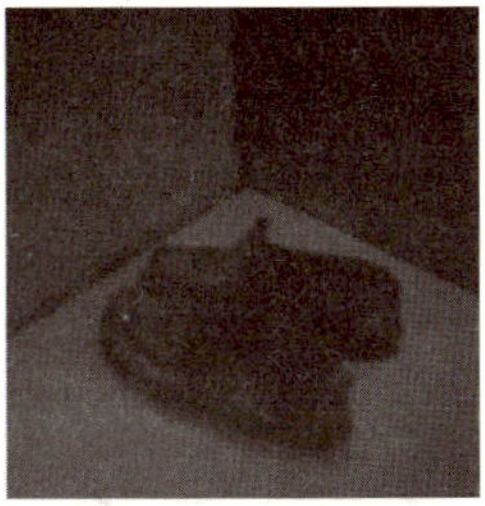
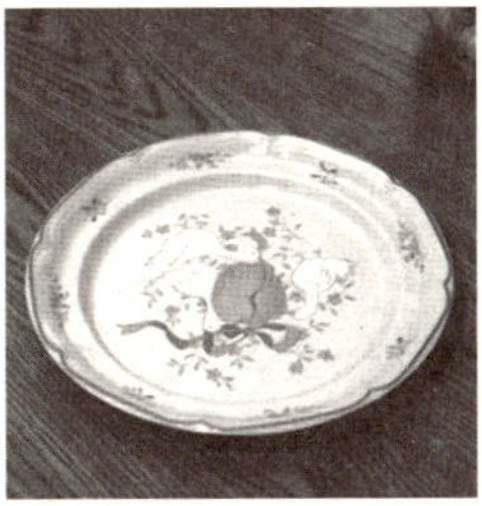
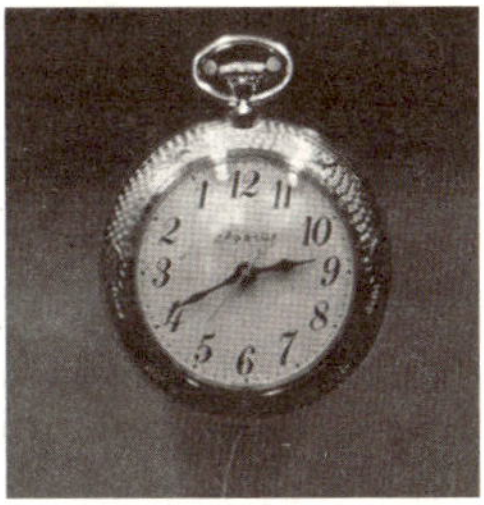
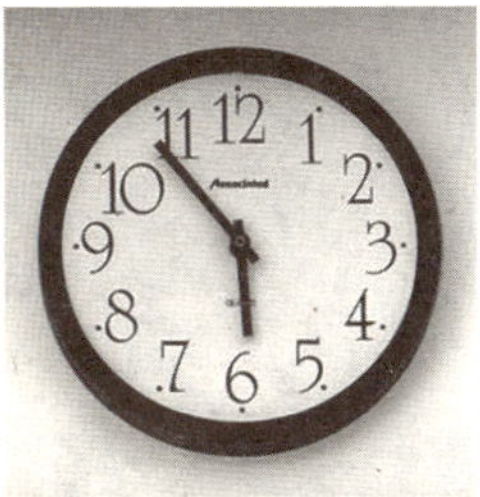
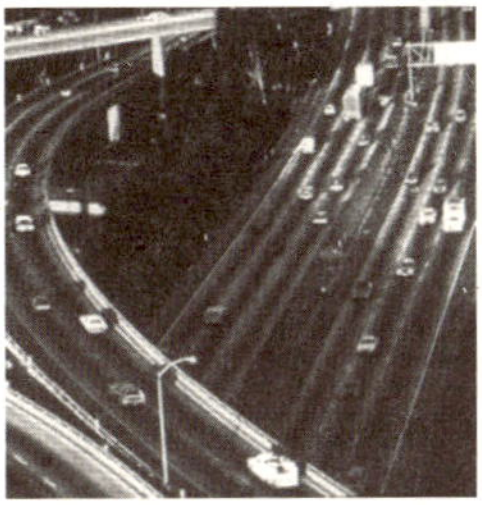
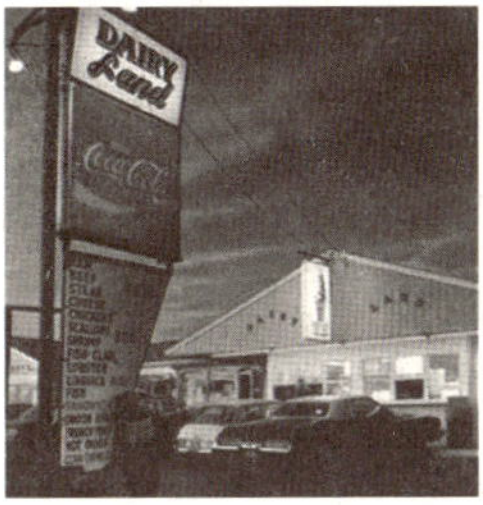
DAIRY
Land
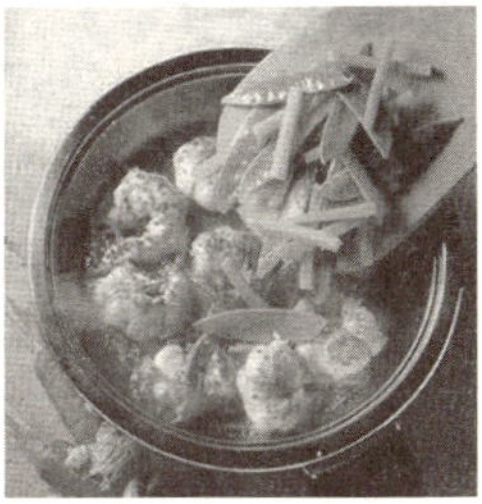
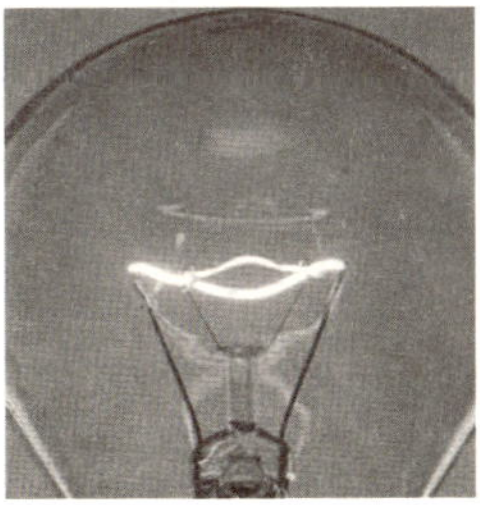
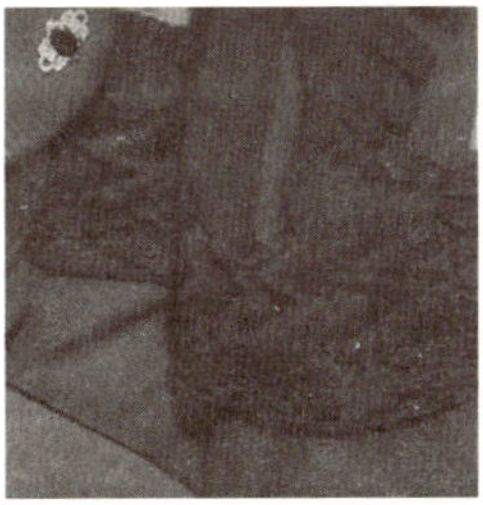
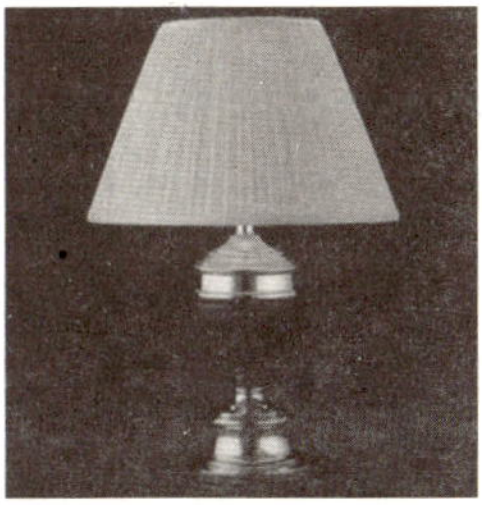

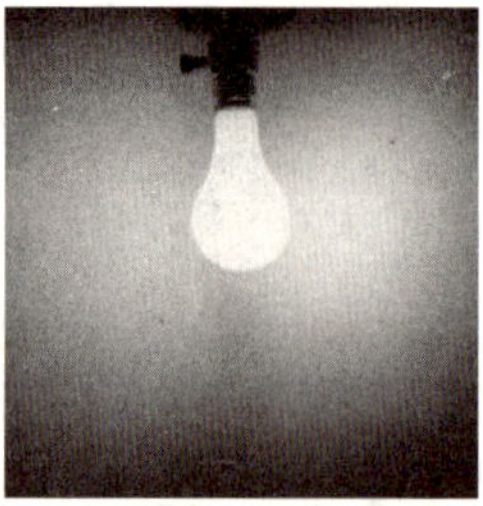
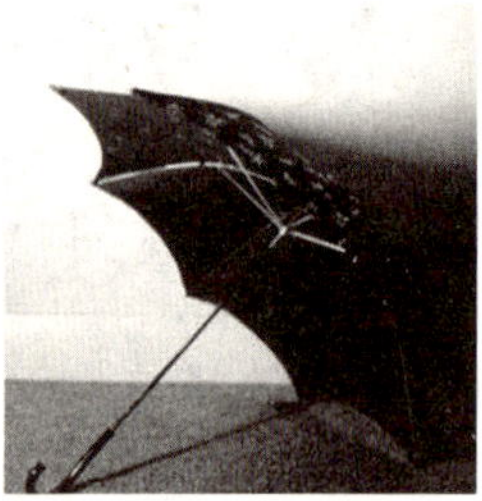
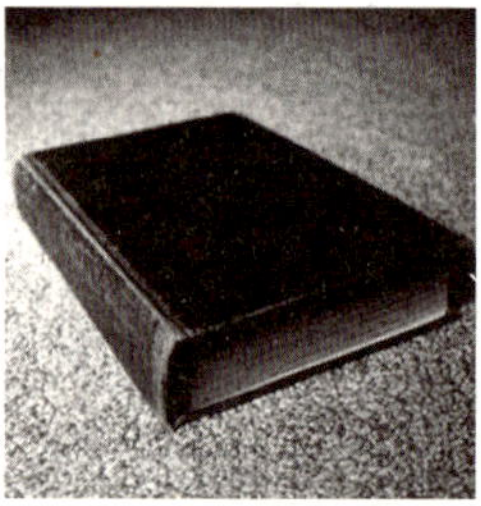
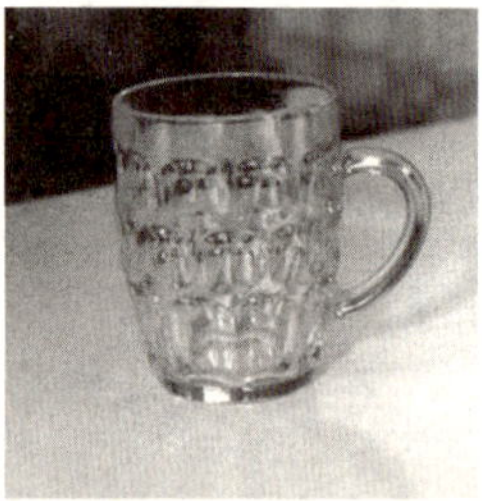
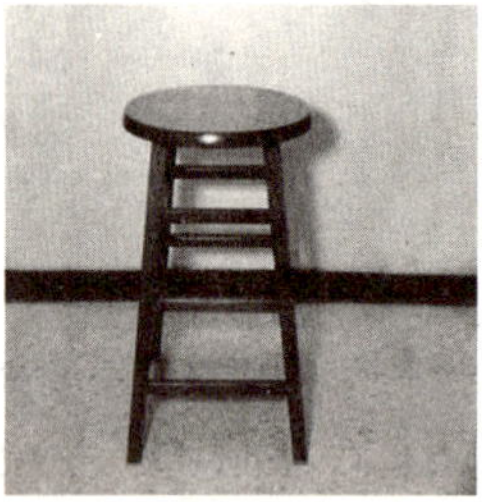
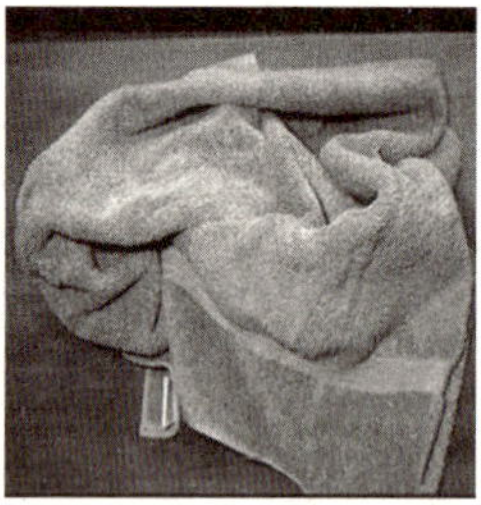
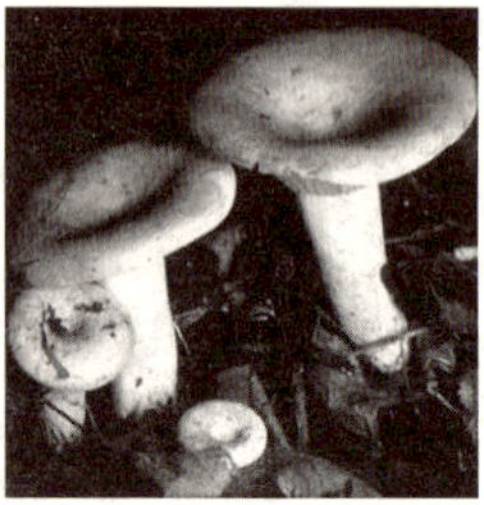

3 实验中所选用的部分词汇材料

3. 1 中文词汇材料

创伤相关的	积极的	中性的
Set 1		
被虐待	无忧无虑	窗帘
攻击	健康	冰箱
被调戏	稳定	洗碗机

尖叫	安全	桌子
无价值	宽心	橱柜
Set 2		
乱伦	可靠	镜子
震惊	自信	扶梯
羞辱的	愉快的	冷藏柜
犯罪	兴高采烈	凳子
噩梦	愉悦的	门廊
Set 3		
残忍的	幸福	邮箱
受害者	魅力	窗户
阴茎	善交际的	热水壶
折磨	友善	洗衣机
恐怖	友好的	咖啡壶
Set 4		
强奸	悠闲的	橱柜
羞耻	喜爱	门锁
精液	真诚的	窗帘
疼痛	入迷	嵌板
暴力	庆贺	碗

3.2 英文词汇材料

Appendix Experimental Words in Sets 1 – 4

Word type		
Rauma related	Positive	Neutral
	Set 1	
abused	carefree	curtain
assault	healthy	refrigerator
molested	steady	dishwasher
scream	secure	desk
worthless	relieved	cupboard

（续上表）

	Set 2	
jncest	reassured	mirror
shock	confident	banister
humiliated	cheerful	lamp
crime	elation	freezer
nightmare	pleasant	stool
	Set 3	
brutal	happiness	porch
victim	charming	mailbox
penis	sociable	windows
tortured	outgoing	washer
terror	friendly	coffeepot
	Set 4	
rape	easygoing	cabinet
shame	affection	doorknob
semen	sincere	stairs
painful	ecstasy	paneling
violent	celebrate	bowl

参考文献

1. Anderson R J , Taliaferro E H. Injury prevention and control. *The Journal of Emergency Medicine*, 1998, 16 (3): 489 –498.

2. Alexander K W, Redlich A D, Goodman G S, et al. Interviewing children. In M Durfee & M Peterson, ed. *Guidelines for the Identification, Reporting, and Management of Child Abuse and Neglect for Hospitals, Clinics, and Health Professionals.* Los Angeles, CA: California State Department of Health Services, 2001.

3. Alexander K W, Jodi A Q, Gail S. Traumatic impact predicts long-term memory for documented child sexual abuse. *Psychological Science*, 2005, 16 (1): 33 –40.

4. Amir N, Foa E B, Coles M E. Automatic activation and

strategic avoidance of threat-ralated information in social phobia. *Journal of Abnormal Psychology*, 1998, 107 (2): 285 –290.

5. Anderson M C, Green C. Suppressing unwanted memories by executive control. *Nature*, 2001, 410 (6826): 366 –369.

6. Anderson M C. Active forgetting: Evidence for functional inhibition as a source of memory failure. *Journal of Aggression, Maltreatment & Trauma*, 2001, 4 (2): 185 –210.

7. American Psychiatric Association. *Diagnostic and Statistical Manual of Mental Disorders, 4th Edition.* Washington, D C: Author, 1994.

8. American Psychiatric Association. *Diagnostic and Statistical Manual of Mental Disorders, 3rd Edition.* Washington, D C: Author, 1980.

9. Askevold F. War sailor syndrome. *Psychotherapy and Psychosomayics*, 1976 –1977, 27 (3 –6): 133 –138.

10. APA. *DSM2 IV*. Washington , DC: APA Press , 1994.

11. Backoes A K. *Self-portraits with Rape Survivors in Feminist-Rogerian Art Therapy*. USA: Ursuline College, 1997.

12. Bailey C A, Gibbons S G. Physical victimization and bulimic-lick symptoms: Is there a relationship. *Deviant Behave*, 1989, 10 (5): 335 –352.

13. Bandelow B , Charimo Torrente A, et al. Early traumatic life events , parental rearing styles , family history of mental disorders , and birth risk factors in patients with social anxiety disorder. *Euro Arch Psychiatry Clinical Neurosis*, 2004, 254 (6): 397 –405.

14. Basden B H, Basden D R, Gargano G J. Directed forgetting in implicit and explicit memory tests: A comparison of the methods. *Journal of Experimental Psychology: Learning, Memory, and Cognition*, 1993, 19 (3): 603 –616.

15. Basden B H, Basden D R, Morales E. The role of retrieval practice in directed forgetting. *Journal of Experimental Psychology*:

Learning, Memory and Cognition, 2003, 29 (3): 389 – 397.

16. Beck A T. *Cognitive Therapy and the Emotional Disorder*. New York: International Universities Press, 1976.

17. Becker-Blease K A, Deater-Deckard K, Eley T, Freyd J J, Stevenson J, Plomin R. A genetic analysis of individual differences in dissociative behaviors in childhood and adolescence. *Journal of Child Psychology and Psychiatry and A Llied Disciplines*, 2004, 45 (3): 522 – 532.

18. Becker-Blease K A, Freyd J J, Pears K C. Preschoolers' memory for threatening information depends on trauma history and attentional context: Implications for the development of dissociation. *Journal of Trauma & Dissociation*, 2004, 5 (1): 113 – 131.

19. Beers M H, Berkow R. *The Merck Manual of Diagnosis and Therapy*, 17*th Edition* (*Centennial Edition*). New York: Lippincott Williams and Wilkins Press, 1999.

20. Bernstein E M, Putman F W. Development reliability and validity of a dissociation scale. *Journal of Nervous and Mental Disease*, 1986, 174 (12): 727 – 735

21. Berntsen, D. Tunnel memories for autobiographical events: Central details are remembered more frequently from shocking than from happy experiences. *Memory & Cognition*, 2002, 30: 1010 – 1020.

22. Bernstein D P, Stein J A, Newcomb M D, et al. Development and validation of a brief screening version of the childhood trauma questionnaire. *Child Abuse and Neglect*, 2003, 27 (2): 169 – 190.

23. Bonne O, Brandes D, Gilboa A, et al. Longitudinal MRI study of hippocampus volume in trauma survivors with PTSD. *American Journal of Psychiatry*, 2001, 158 (12): 1248.

24. Briere J, Runtz M. Differential adult symptom atology associated with three types of child abuse histories. *Child Abuse and*

Neglect, 1990, 14 (3): 357 - 364.

25. Blanchard R J, Yudlko E B, Rodgers R J, et al. Defense system psychopharmacology: An ethological approach to the pharmacology of fear and anxiety. *Behavioural Brain Research*, 1993, 58 (1 - 2): 155 - 165

26. Bleuler P E. *Dementia Praecox Oder Die Gruppe der Schizophrenien.* Leipzig: Deuticke, 1911.

27. Bonanno G A. Loss, trauma, and human resilience, have we underestimated the human capacity to thrive after extremely aversive events? *American Psychologist*, 2004, 59 (1): 20 - 28.

28. Bower G H. Mood and memory. *American Psychologist*, 1981, 36 (2): 129 - 148.

29. Bouton M E, Mineka S, Barkow D H. A modern learning theory perspective on the etiology of panic disorder. *Psychological Review*, 2001, 108 (1): 4 - 32.

30. Bradley B P, Mogg K, Falla S T. Attentional bias for the threatening facial expressions in anxiety: Manipulation of stimulus duration. *Cognition and Emotion*, 1998, 12 (6): 737 - 753.

31. Brandon S, Boakes J, Glaser D, Green R. Recovered memories of childhood sexual abuse. Implications for clinical practice. *British Journal Psychiatry*, 1998, 179 (1): 296 - 307.

32. Braun B G, Sachs R G. The development of multiple personality disorder: Predisposing, precipitating, and perpetuating factors. In R P Kluft, ed. *Childhood antecedents of multiple personality Disorder*. Washington, D C: American Psychiatric Press, 1985, 37 - 64.

33. Breuer J, Freud S. *Studies on Hysteria*. New York: Pelican Books, 1986.

34. Bremner J D, Vermetten E. Stress and development: Dehavioral and biological consequences. *Dev Psychopathol*, 2001, 13

(3)：473－489.

35. Bremner J D, Krystal J H, Charney D S, Southwick S M. Neural mechanisms in dissociative amnesia for childhood abuse: Relevance to the current controversy surrounding the "false memory syndrome". *American Journal Psychiatry*. 1996, 153 (7): 71－82.

36. Brewin C R, Andrews B, Cctlib I H. Psychopathology and early experience: A reappraisal of retrospective reports. *Psychological Bulletin*. 1993, 113 (1): 82－98.

37. Bremner J D, Elzinga B M. Are the neural substrates of memory the final common pathway in posttraumatic stress disorder? *Journal of Affective Disorders*, 2002, 70 (1) : 1.

38. Brewin C R, Dalgleish T, Joseph S. A dual representation theory of posttraumatic stress disorder. *Psychological Review*, 1996, 103 (4): 670－686.

39. Broadbent D, Broadbent M. Anxiety and attentional bias: state and trait. *Cognition and Emotion*, 1988, 2 (3): 165－183.

40. Broadbent D, Mogg K, Millar N. Covert and overt orienting of attention to emotional faces in anxiety. *Cognition and Emotion*, 2000, 14 (6): 789－808.

41. Brown D, Scheflin A W, Hammond D C. *Memory, Trauma Treatment, and the Law*. New York: Norton, 1998.

42. Brown R J, Schrag A, Trimble M R. Dissociation, childhood interpersonal trauma, and family functioning in patients with somatization disorder. *American Journal of Psychiatry*, 2005, 162 (5): 899－905.

43. Buck O D, Walker J I. Post-traumatic stress disorder in Vietnam veterans: A review. *South Med J*, 1982, 75 (6): 704－706.

44. Byrant R A, Harvey A G, Guthrie R M, A prospective study of psychological arousal, acute stress disorder, and post-traumatic stress

disorder . *Joumal of Abnormal Psychology*, 2000 , 109 (2): 341 –344.

45. Cuffe S P, McCullough E L, Pumarlega A J. Comorbidity of attention deficit hyperactivity disorder and post-traumatic stress disorder. *Journal of Child and Family Studies*, 1994, 3 (3): 327 –336.

46. Chu J A, Frey L M, Ganzel B L, Matthews J A. Memories of childhood abuse: Dissociation, amnesia, and corroboration. *American Journal Psychiatry*, 1999, 156 (5): 749 –755.

47. Crews F. *The Memory Wars*. London: Granta, 1997.

48. Chefetz R, Book Reviews. Healing trauma: Attachment, mind, body and brain. *American Journal of Clinical Hypnosis*, 2005, 47 (4): 265 –267.

49. Courtois C A. Complex trauma, complex reaction: Assessment and treatment. *Psychotherapy Theory*, *Practice*, *Training*, 2004, 41 (4): 42 –45.

50. Dalgeish T. The emotional brain. *Nature Neuroscience*, 2004, 5 (4) : 582.

51. Dalgleish T. Cognitive approaches to post-traumatic stress disorder: The evolution of multi-representational theorizing. *Psychological Bulletin*, 2004, 130 (2): 228 –260.

52. Dalgleish T, Taghavi M R, Neshat-Doost H, et al. Patterns of processing bias for emotional information across clinical disorders: A comparison at attention, memory, and prospective cognition in children and adolescents with depression, generalized anxiety and posttraumatic stress disorder. *Journal of Clinical Child and Adolescent Psychology*, 2003, 32 (1): 10 –21.

53. David D , Giron A , Mellman T A. Panic-phobic patients and developmental trauma. *Clin Psychiatry*, 1995, 56 (3): 113 –171.

54. Dandeneau S D, Baldwin M W . The inhibition of socially rejecting information among people with high versus self-esteem: The

role of attentional bias and the effects of bias reduction training. *Journal of Social and Clinical Psychology*, 2004, 23 (4): 584 -602.

55. DePrince A P, Freyd J J. Dissociative tendencies, attention, and memory. *Psychological Science*, 1999, 10 (5): 449 -452.

56. DePrince A P, Freyd J J. Memory and dissociative tendencies: The roles of attentional context and word meaning in a directed forgetting task. *Journal of Trauma and Dissociation*, 2001, 2 (2): 67 -82.

57. DePrince A P, Freyd J J. Forgetting trauma stimuli. *Psychological Science*, 2004, 15 (7): 488 -492.

58. Dena R, Mary B W, Barbara E E. *Life after Trauma: A workbook for Healing*. New York: The Guiford Press, 1999.

59. American Psychiatric Association. *Diagnostic and Statistical Manual of Mental Disorders DSM-IV*, 1994, 427 -428.

60. Diamond D M, C R Park. Predator Exposure Produces Retrogradeamnesia and Block's Synaptic Plasticity. Progress toward Understanding How the Hippocampus Is Affected by Stres. *Ann. N. Y. Acad. Sci*. 2000, 911: 453 -455.

61. Diamond Diana. Attachment disorganization the reunion of attachment theory and psychoanalysis. *Psychoanalytic Psychology*, 2004, 21 (2): 276 -299.

62. Diseth T H. Dissociation in children and adolescents as reaction to trauma: An overview of conceptual issues and neurobiological factors. *Nord J Psychiatry*, 2005, 59 (2): 79 -91.

63. Donald W B, Naneee B, Bruce P, et al. Suicide behavior in borderline personality disorder: Prevalence, risks, prediction, and prevention. *Journal Pet's Disorder*, 2004.

64. Durano B, Malcoe L H, Sanders M, et al. Child maltreatment prevalence and mental disorders outcomes among American Indian women in primary care. *Child Abuse and Neglect*, 2004, 28 (2):

131-145.

65. Eitinger L. *Concentration Camp Survivors in Norway and Israel*. Oslo: Universitetsforlaget, 1964.

66. Eitinger L, Strøm A. *Mortality and Morbidity after Excessive Stress: A follow-up Investigation of Norwegian Concentration Camp Survivors*. Oslo: Universitetsforlaget, 1973.

67. Elesesser K, Sartory G, Tackenberg A. Attention, heart rate, and startle response during exposure to trauma-relevant pictures: A comparison of recent trauma victims and patients with post-traumatic stress disorder. *Journal of AbnormaL Psychology*, 2005, 16 (1): 33-40.

68. Erickson K, Brevets W, Schulkin J. Glucocorticoid regulation of diverse cognitive functions in normal and pathological emotional states. *Neuroscience and Biobehavioral Reviews*, 2003, 27 (3): 233-246.

69. Freyd J J. *Betrayal Trauma: The Logic of Forgetting Childhood Abuse*. Cambridge, MA: Harvard University Press, 1996.

70. Freyd J J, Martorella S R, Alvarado J S, et al. Cognitive environments and dissociative tendencies: Performance on the standard Stroop task for high ver sus low dissociators. *Applied Cognitive Psychology*, 1998, 12: 91-103.

71. Freyd J J, DePrince A P, Zurbriggen E L. Self-reported memory for abuse depends upon victim-perpetrator relationship. *Journal of Trauma & Dissociation*, 2001, 2 (3): 5-17.

72. Freyd J J, Goldberg I R. *Suggested categorization of items into A) high, medium, and low betrayal or B) more betrayal and less betrayal*. Retrieved April 1, 2004, from (2003) London EC4P 4EE, 11New Fetter Lane: Routledge, 1996.

73. Freyd J J. Betrayal-trauma: Traumatic amnesia as an adaptive response to childhood abuse. *Ethicsn & Behavior*, 1994, 4 (4):

307–329.

74. Freyd J J. Memory and dimensions of trauma: Terror may be all-too-well remembered and betrayal buried. In J R Conte, ed. *Critical Issues in Child Sexual Abuse: Historical, Legal, and Perspectives.* Thousand Oaks, CA: Sage, 2001.

75. Freud A. *The Ego and the Mechanisms of Defence.* London: Hogarth Press, 1937.

76. Freud S. *The Neuro-psychoses of Defense.* The Standard Edition of the Complete Psychological Works of Sigmund Freud, Volume Ⅲ (1893–1899). Early Psycho-Analytic Publications, 1894.

77. Freud S. *On the Psychical Mechanism of Hysterical Phenomena: Preliminary Communication.* The Standard Edition of the Complete Psychological Works of Sigmund Freud, Volume Ⅲ, 1893.

78. Freud S. *The Aetiology of Hysteria.* The Standard Edition of the Complete Psychological Works of Sigmund Freud, Volume Ⅲ, 1896.

79. Freud S. *The Origins of Psychoanalysis: Letters to Wilhelm Fliess.* Trans. Mosbacher & Strachey. New York: Basic Books, 1914.

80. Field N P, Classen C, Butler L D, et al. Revictimization and information processing in women survivors of childhood sexual abuse. *Journal of Anxiety Disorder*, 2001, 15 (5): 459–469.

81. Fagan J, McMahon P P. Incipient multiple personality in children. *J Nerv Ment Dis*, 1984, 172 (1): 26–36.

82. Gelinas D J. The persisting negative effects of incest. *Psychiatry*, 1983, 46 (4): 312–332.

83. Gilboa A, Shalev A Y, Laor L, et al. Functional Connectivity of the prefrontal cortex and the amygdala in posttraumatic stress disorder. *Biological Psychiatry*, 2004, 55 (2): 263–272.

84. Gleaves D H. The sociocognitive model of dissociative identity

disorder: A reexamination of the evidence. *Psychology Bulletin*, 1996, 120: 42 -59.

85. Goldsmith R E, Barlow M R, Freyd J J. Knowing and not knowing about trauma: Implication for therapy. *Psychotherapy: Theory, Research, Practice, Training*, 2004, 41 (4): 448 -463.

86. Goldberg, L R, Freyd J J. *Correlates of Potentially Disturbing Experiences in an Adult Community Sample: The Effects of Gender, Betrayal, and Personality Characteristics.* Under Review

87. Gold S N. The relevance of trauma to general clinical practice. *Psychotherapy: Theory, Research, Practice, Training*, 2004, 41 (4): 363 -373.

88. Grilo C M, Masheb R M, Brody M, et al. Childhood maltreatment in extremely obese male and female bariatric surgery candidates. *Abuse Research*, 2005, 13 (1): 123 -130.

89. Harvey A G, Bryant R A. Acute stress disorder: A synthesis and critique. *Psychological Bulletin*, 2002, 128 (6): 886 -902.

90. Heaton J A, Wilson N L. Memory, media, and the creation of mass confusion. In S J Lynn & K M McConkey, ed. *Truth in Memory.* New York: Guilford Press, 1998. 349 -371.

91. Heim C, Nemeroff C B. Neurobiology of early life stress: Clinical studies. *Seminars in Clinical Neuropsychiatry*, 2002, 7 (2): 147 -159.

92. Helga Matthess. Trauma and dissociation. *The First National Conference for Trauma Therapy and Crisis Intervention*, 2005, 10.

93. Herman J L, Schatzow E. Recovery and verification of memories of childhood sexual trauma. *Psychoanalytic Psychology*, 1987, 4: 1 -14.

94. Herman J L, Perry J C, van der Kolk B A. Childhood trauma in borderline personality disorder. *American Journal of Psychiatry*,

1989, 146 (4): 490 -495.

95. Hermans D, Vansteensegen D, Eelen P. Eye movement registration as a continuous index of attention deployment: Data from a group of spider anxious students. *Cognition and Emotion*, 1999, 13: 419 -434.

96. Herman J L. Sequelae of prolonged and repeated trauma: evidence for a complex post-traumatic syndrome. In *Post Traumatic Stress Disorder: DSM-W and Beyond.* Washington, DC: Psychiatric Press, 1993 (1). 213 -218.

97. Hirschfeld R M. The impact of health care reform on social phobia. *Clin Psychiatry*. 1995, 56 (5): 13 -71.

98. Holmes E A, Brewin C R, Hennessy R G. Trauma films, information processing, and intrusive memory development. *Journal of Experimental Psychology: General*, 2004, 133 (1): 3 -22.

99. Hopkins J. The probable role of trauma in a case of foot and shoe fetishism: Aspect of the psychotherapy of a 6-year-old girl. *Int Rev Psychoanal*, 1984, 11: 79 -92.

100. Hunter, M. *Psychotherapy with Young People in Care: Lost and Found.* Philadelphia, PA: Brunner-Routeledge, 2001.

101. Irwin H J. Traumatic childhood events, perceived availability of emotional support, and the development of dissociative tendencies. *Child Abuse and Neglect*, 1996, 20.

102. Janet P. *L'automatisme Psychologique*. Paris: Felix Alcan, 1889.

103. Janet P. *The Mental State of Hystericals.* Washington, DC: University Publications of America, 1977.

104. Jang K L, Paris J, Zweig-Frank H, Livesley W J. Twin study of dissociative experience. *J Nerv Ment Dis*, 1998, 186.

105. Jung C G. *The Theory of Psychoanalysis*, *Collected Works* 4. Princeton: Princeton University Press, 1912.

106. Jung C G. *The Psychology of Dementia Praecox*, Collected

Works 2, Princeton: Princeton University Press, 1907.

107. Howard H Goldman. 精神病学概要（英文版）. 5 版. 北京：人民卫生出版社，2001.

108. Jongsma A E. 成人心理治疗方案. 傅文青，李茹译. 北京：人民卫生出版社，2004.

109. Jung C G. *Studies in world Assiociation*. Collected Works 2, 1904.

110. Jureidini J. Does dissociation offer a useful explanation for psychopathology? *Psychopathology*, 2004, 37 (6): 259-265.

111. Kalsched D. *The Inner World of Trauma: Archetypal Defenses of the Personal Sprit*. London and New York: Routledge, 1996.

112. Kaplan S J, Pelcovitz D, Salzinger S, et al. Adolescent physical abuse: risk for adolescent psychiatric disorders. *The American Journal of Psychiatry*, 1998, 155 (7): 954-959.

113. Kardiner A. *The Traumatic Neuroses of War*. New York: Hoeber, 1941.

114. Kaspi S P, McNally R J, Amir N. Cognitive processing of emotional information in post-traumatic stress disorder. *Cognitive Therapy & Research*, 1995, 19 (4): 433-444.

115. Kaufman J, Birmaher B , Perel J , Serotonergic Simeon D, Guralnilc O, Schmeidler J, et al. The role of childhood interpersonal trauma in depersonalization disorder. *American Journal of Psychiatry*, 2001, 158 (7): 1027-1033.

116. Kempe C H, Silverman F N, Steele B F, et al. *The Battered Child Syndrome*. JAMA, 1962, 181: 17-24.

117. Kerr J. *A Most Dangerous Method: The Story of Jung, Freud, and Sabina Spielrein*. New York: Alfred Knoff, 1994.

118. Kerr N, Scott J, Phillips M L. Patterns of attentional deficits and emotional bias in bipolar and major depressive disorder. *The British Journal of Psychology*, 2005, 44 (3): 343-356.

119. Kim K, Ko B. An incidence survey of battered children in

two elementary schools of Seoul. *Child Abuse Negl*, 1990 , 14 (2) : 273 –276.

120. Kirsner Douglas. Psychoanalysis and its discontents. *Psychoanalytic Psychology*, 2004, 21 (3): 339 –352.

121. Kluft R P. Treatment of multiple personality disorder: A study of 33 cases. *Psychiatric Clinics of North America*, 1984, 7 (1): 9–29.

122. Kluft R P. An overview of the psychotherapy of dissociative identity disorder. *American Journal of Psychotherapy*, 1999, 53 (3): 289 –319.

123. Kowler E. Eye movements. In Kosslyn S M & Osheron D N, ed. *Visual Cognition*. Cambridge MA: MZT, Press, 1995, 215 –265.

124. Kristen W A, Jodi A Q, Gail S. Traumatic impact predicts long-term memory for documented child sexual abuse. *Psychological Science*, 2005 , 16 (1): 33 –40.

125. Krishnan J , Barbour P J , Foster B K. Patterns of osseous injuries and psychosocial factors affecting victims of child abuse. Aust N J Surg, 1990, 60 (6) : 447 –450.

126. Lansford J E , Dodge K A , Pettit G S , et al. A 12-year prospective study of the long-term effects of early child physical malt reatment on psychological , behavioral , and academic problems in adolescence. *Arch Pediat ı Adolcsc Med*, 2002 , 156 (8) : 824 –830.

127. Lang P, Davis M M, Cuthbert B N. *International Affective Picture System: Technical Manual and Affective Ratings*. Gainesville: University of Florida, 1995.

128. Lang P J, Davis M, Ohman A. Fear and anxiety: Animal models and human cognitive psychopharmacology. *Journal of Affective Disorders*, 2000, 61 (3): 137 –159.

129. LiLienfeld S O, Lynn S J, Kirsch I, et al. Dissociative identity disorder and the sociocognitive model: Recalling the lessons

from the past. *Psychological Bulletin*, 1999, 125 (5): 507 - 523.

130. Litz B T . Has resilience to severe trauma been underestimated? *American Psychologist*, 2005, 4: 262.

131. Litz B T, Orsillo S M, Kaloupek D, Weathers F. Emotional processing in post-traumatic stress disorder. *Journal of Abnormal Psychology*, 2000, 109 (1): 26 - 39.

132. Lilienfeld S O. When worlds collide: Social science, politics, and the Rind et al. (1998) child sexual abuse meta-analysis. *American Psychologist*, 2002, 57 (3): 176 - 188.

133. Linda B, Tess F. *Health Psychology*. Wadsworth. inc, 1992.

134. Liotti G. Trauma, dissociation, and disorganized attachment: three strands of a single braid. *Psychotherapy: Theory, Practice, Training*, 2004, 41 (4): 472 - 486.

135. Liotti G. Disorganization of attachment as a model of understanding dissociative psychopathology. In Solomon J and George C, ed. *Disorganization of Attachment*. New York: Guilford Press, 1999 (a). 281 - 317.

136. Lloyd C. Life events and depressive disorder reviewed. Ⅱ: Events as precipitating factors. *Archives of General Psychicatry*, 1980, 37: 541 - 548.

137. Lofthus E F. The reality of repressed memories. *American Psychologist*, 1993, 48: 518 - 537.

138. Loges N B. *Mending Hearts: Art Therapy Used in A Public School to Reduce Risk in Children of Divorce*. USA: Ursuline College, 2000.

139. Ludwig A M. The psychobiological functions of dissociation. *The American journal of clinical hypnosis*, 1983, 26 (2): 93 - 99.

140. Macloed C, Mathews A, Tata P. Attentional bias in emotional

disorders. Journal of Abnormal Psychology, 1986, 95 (1): 15 -20.

141. Macleod C, Mathews A. Anxiety and the allocation of attention to threat. *The Quarterly of Journal of Psychology*. 1988, 40 (4): 653 -670.

142. Marks W, Dulaney C L. Encoding processes and attentional inhibition in directed forgetting. *Journal of Experimental Psychology: Learning, Memory and Cognition*, 2001, 27 (6): 1464 -1473.

143. Marshall G, Puls T, Davidson C. New child abuse spectrum in an era of increased awareness. *Am Dis J Child*, 1988, 142 (6): 664 -667.

144. Masson J M. *The Assault on Truth: Freud's Suppression of the Seduction Theory*. New York: Farrar, Straus and Giroux, 1984.

145. Matthess H. Trauma and dissociation: *The First National Conference for Trauma Therapy and Crisis Intervention*. Beijing, 2005.

146. McCann, I L, Pearlman, L A. *Psychological Trauma and the Adult Survivor: Theory, Theraphy, and Transformation*. New York: Brunner, Mazel, 1990.

147. McNally R J, Amir N. Perceptual implicit memory fortrauma-related information in post-traumatic stress disorder. *Cognition & Emotion*. 1996, 10 (5): 551 -556.

148. McNally R J, Shin L M. Association of intelligence with severity of posttraumatic stress disorder symptoms in Vietnam combat veterans. *American Journal of Psychiatry*, 1995, 152 (6): 936 -938.

149. McNally R J, Clancy S A, Schacter D L. Directed forgetting of trauma cues in adults peporting repressed or recovered memories of childhood sexual abuse. *Journal of Abnormal Psychology*, 2001, 110 (1): 151 -156.

150. McNally R J, Metzger L J, Lasko N B, et al. Directed forgetting of trauma cues in adults survivors of childhood sexual abuse

with and without post-traumatic stress disorder. *Journal of Abnormal Psychology*, 1998, 107 (4): 596-601.

151. McNally R J. Experimental approaches to cognitive abnormality in post-traumatic stress disorder. *Clinical Psychological Review*, 1998, 18 (9): 971-982.

152. McNaughton N, Gray, J A. Anxiolytic action on the behavioural inhibition system implies multiple types of arousal contribute to anxiety. *Journal of Affective Disorders*, 2000, 61: 161-176.

153. Merskey H. Multipel personality disorder and the false memory syndrome. *British Journal Psychiatry*, 1995, 166 (2): 281-283.

154. Merskey H. Ethical issues in the search for repressed memories. *American Journal Psychother*, 1996, 50: 323-335.

155. Michael T, Ehlers A, Halligan S L. Enhanced priming for trauma-related material in post-traumatic stress disorder. *Emotion*, 2005, 5 (1): 103-112.

156. Michael H Ebert. 现代精神疾病诊断与治疗（英文版）. 北京：人民卫生出版社，2000.

157. Miller J, Moeller D, Kaufman A, et al. Recidivism among-sex assault victims. *Am J Psychiatry*, 1978, 135 (9): 1103-1104.

158. Mogg K, Bradely B P. A cognitive-motivational analysis of anxiety. *Behaviour Research and Therapy*, 1998, 36 (9): 809-848.

159. Mogg K, McNamara J, Poeys M et al. Selective attention to threat: A test of two cognitive models of anxiety. *Cognition and Emotion*, 2000, 14 (3): 375-399.

160. Mogg K, Bradley B P, Hallowell, N. Attentional bias to threat: Roles of trait anxiety, stressful events, and awareness. *The Quarterly of Journal of Psychology*, 1994, 47 (4): 841-864.

161. Mogg K, Bradley B P, Miles F, et al. Time course of attentional bias for threat scenes: Testing the vigilance-avoidance

hypothesis. *Cognition and Emotion*, 2004, 18 (5): 689-700.

162. Moulds M L, Bryant R A. Directed forgetting in acute stress disorder. *Journal of Abnormal Psychology*, 2002, 111 (1): 175-179.

163. Newman L S, McKinney L C. Repressive coping and threat avoidance: An idiographic Stroop study. *Personality and Social Psychology Bulletin*, 2002, 28 (3): 409-422.

164. Nijenhuis E R S, van der Hart O, Steele K. The emerging psychobiology of trauma-related dissociation and dissociative disorders. In D'haenen H, den Boer J A, Willner P, ed. *Biological Psychiatry*. New York: John Wiley & Sons, 2002.

165. Nijenhuis E R, van Dyck R, Spinhoven P, van der Hart O, et al. Somatoform dissociation discriminates among diagnostic categories over and above general psychopathology. *Aust N Z J Psychiatry*, 1999, 33 (4): 511-520.

166. Ozer E J, Weiss D S. Predictors of posttraumatic stress disorder and symptoms in adults: A meta-analysis. *Psychological Bulletin*, 2003, 129 (1): 52-73.

167. Putnam F W, Trickett P K. The psychobiological effects of sexual abuse: A longitidual study. *Annals of the New York Academy Science*, 1997, 821 (6): 150-159.

168. Putnam F W. *Dissociation in Children and Adolescents*. New York: Guilford Press, 1997.

169. Posner M I, Synder C R, Davidson B J. Attention and the detection of signals. *Journal of Experimental Psychology: General*, 1980, 109 (2): 160-174.

170. Putnam F W. *Diagnosis and Treatment of Multiple Personality Disorder*. New York: Guilford Publications, 1989.

171. Putnam F W. Development of Dissociate Disorders. In Cicchetti D, Cohen D J, ed. *Developmental Psychopathology*. New York:

John Wiley & Sons, 1995. 581 -608.

172. Putnam F W. Pierre Janet and modern views of dissociation. *America Journal Trauma Stress*, 1989, 4 (2): 413 -429.

173. Putnam F W. Dissociative disorders in children. *Child Abuse Negl*, 1993, 17 (1): 39 -45.

174. Putnam F W. *Dissociation in Children and Adolescents: A Developmental Perspective.* New York: Guilford Press, 1997.

175. Pope H G, Jr. *Psychology Astray: Fallacies in Studies of "Repressed Memory" and Childhood Trauma.* FL: Upton Books, 1997.

176. Pope H G, Jr, Hudson J I. Questionable validity of "dissociative amnesia" in trauma victims. *British Journal of Psychiatry*, 1998, 172 (3): 210 -215.

177. Pope K S. Memory, abuse, and science: Questioning claims about the false memory syndrome epidemic. *American Psychologist*, 1996, 51 (9): 957 -974.

178. Poythress N G, Skeem J L, Lilienfeld S O. Associations among early abuse, association, and psychopathy in an offender sample. *Journal of Abnormal Psychology*, 2006, 115 (2): 288 -287.

179. Pynoss R S, Eth S. Developmental perspectives on psychic trauma in childhood. *In Trauma and Its Wake: The Study and Treatment of Post-Traumatic Stress Disorder. New York: Brurmer, Mazel*, 1985. 36 -52.

180. *Rhue J W, Lynn S J, Sandberg D. Dissociation, fantasy and imagination in childhood: A comparison of physically abused, sexually abused, and non-abused children.* Contemporary Hypnosis, 1995, 12 (2): 131 -136.

181. Roth Baum B, Hodges L, Alarcon R, Ready D, et al. Virtual reality exposure therapy for PTSD vietnam veterans: A case study. *Journal of Traumatic Stress*, 1999, 12 (2): 263 -271.

182. Rachman S. *Anxiety. Hove.* UK: Psychology press, 1998.

183. Raitt F E, Zeedyk M S. False memory syndrome: Undermining the credibility of complainants in sexual offences. *International Journal Law Psychiatry*, 2003, 26 (5): 453 -471.

184. Ross C A. Multiple personality disorder. *Diagnosis*, *Clinical Features*, *and Treatment.* New York: Wiley, 1989.

185. Rind B, Tromovitch P, Bauserman R. A meta-analytic examination of assumed properties of child sexual abuse using college samples. *Psycholology Bulletin*, 1998, 124 (1): 22 -53.

186. Rind B, Tromovitch P, Bauserman R. The validity and appropriateness of methods, analyses, and conclusions. In Rind, et al. (1998): A rebuttal of victimological critique from Ondersma, et al. (2001) and Dallam, et al. (2001). Psychology Bulletin, 2001, 127: 734 -758.

187. Sanders B, Becker-Lausen E. The measurement of psychological maltreatment: Early data on the child abuse and trauma scale. *Child Abuse and Neglect*, 1995, 19 (3): 315 -323.

188. Saxe G N, van der Kolk B A, Berkowitz R, Chinman G, et al. Dissociative disorders in psychiatric inpatients. *Am J Psychiatry*, 1993, 150 (7): 1037 -1042.

189. Schwartz J M, Stolorow R D. Trauma in a presymbolic world. *Psychoanalytic Psychology*, 2001, 18 (2): 380 -387.

190. Schreiber F R. *Sybil*. Chicago: Henry Regnery, 1973.

191. Schacter D L. *Searching for Memory.* New York: Basic Books, 1996.

192. Schacter D L. The seven sins of memory: Insights from psychology and cognitive neuroscience. *American Psychologist*, 1999, 54 (3), 182 -203.

193. Shapiro F, Maxfield L. Eye movement desensitization and reprocessing EMDR: Information processing in the treatment of trauma.

Psychotherapy in Practice, 2002, 58 (8): 933 -946.

194. Silberg J L. The treatment of dissociation in sexually abused children from a family attachment perspective. *Psychotherapy: Theory, Research, Practice, Training*. 2004 , 1 (4): 487 -495.

195. Silberg J L. Afterword. In J L Silberg, ed. *The Dissociative Child, 2nd Edition*. Lutherville, MD: Sid ran Press, 1998.

196. Silberg J L. Fifteen years of dissociation in maltreated children: Where do we go from here? *Child Maltreat*, 2000, 5.

197. Singh A. *Art Therapy and Children: A Case Study on Domestic Violence*. Candida: Concordia University, 2001.

198. Silberg J L. Fifteen years of dissociation in maltreated children: Where do we go from here? *Child Maltreat*, 2000, 5: 119-136.

199. Spiegel D, Scheflin A W. Dissociated or fabricated? Psychiatric aspects of repressed memory in criminal and civil cases. *International Journal Clin Experiment Hypn Analysis*, 1994, 42 (4): 411-432.

200. Spanos N P. Multiple identity enactments and multiple personality disorder: A sociocognitive perspective. *Psychology Bulletin*, 1994, 116 (1): 143-165.

201. Steele K, van der Hart O, Nijenhuis E R S. Phase-oriented treatment of structural dissociation in complex traumatization: Overcoming trauma-related phobias. *Journal of Trauma and Dissociation*, 2005, 6 (3): 11 -53.

202. Sternberg R J. Everything you need to know to understand the current controversies you learned from psychological research: A comment on the Rind and Lilienfeld controversies. *American Psychololgoist*, 2002, 57: 193 -197.

203. Stephen Davies. 童年被虐待经历对晚年的心理影响. 当代

医学文献：精神病学，2003，1（2）：1－5.

204. Talor J L, John C H. Attentional and memory bias in persecutory delusions and depression. *Psychopathology*, 2004, 37 (5): 233－241.

205. Terr L C. Childhood traumas: An outline and overview, *American Journal of Psychiatry*, 1991, 148 (1): 10－20.

206. Terr L. Children of chowchilla: A study of psychic trauma. *Psychoanal Study Child*, 1979, 34 (2): 547－623.

207. Thomas P M. Protection, dissociation and internal roles: Modeling and treating the effects of child abuse. *Review of General Psychology*, 2003, 7 (4): 364－380.

208. Thomas P M. Dissociation and internal models of protection psychotherapy with child abuse survivors. *Psychotherapy: Theory, Research, Practice, Training*, 2005, 42 (1): 20－36.

209. Thigpen C H, Cleckley H M. *The Three Faces of Eve*. New York: McGraw-Hill, 1957.

210. Timmerman I G, Emml tramp P M. The relationship between traumatic experiences, dissociation and borderline personality pathology among male forensic patients and prisoners. *Journal of Personality Disorders*, 2001, 15 (2): 136－49.

211. Tintinalli J E, Kelen J D, Stadczynski J S, et al. *Emergency Medicine: A Comprehensive Study Guide, 5th Edition*. New York: McGraw hill, 2000.

212. Tolin D F, Lohr J M, Lee T C, et al. Visual avoidance in specific phobia. *Behaviour Research and Theraphy*, 1999, 37 (1): 63–70.

213. Thomsen C J, Gold S R, Milner J S. Childhood abuse and premilitary sexual assault in male navy recruits. *J Consult Clin Psychol*, 2001, 69 (2): 252－261.

214. van Den Bosch L M, et al. Trauma, female borderline patients with dissociation and posttraumatic stress disorder in and without substance abuse problems. *Journal Psychiatry*, 2003, 37 (5): 549 -555.

215. van der Hart O, Nijenhuis E R. Recovered memories of abuse and dissociative identity disorder. *British Journal Psychiatry*, 1998, 173 (2): 537 -538.

216. van Putten T, Emory W H. Traumatic neuroses in Vietnam returnees. A forgotten diagnosis? *Arch Gen Psychiatry*, 1973, 29 (5): 695 -698.

217. van der Hart O, Nijenhuis E R S, Steele K, et al. Trauma-related dissociation: Conceptual clarity lost and found. *Australian and New Zealand Journal of Psychiatry*, 2004, 38 (11 -12): 906 -914.

218. Waller N G, Putnam F W, Carlson E B. Types of dissociation and dissociative types: A taxometric analysis of dissociative experiences. *Psychological Methods*, 1996, 1.

219. Weinstein D, Staffelbach D, Biaggio M. Attention deficit hyperactivity disorder and post-traumatic stress disorder: Differential diagnosis in childhood sexual abuse. *Clinical Psychology Review*, 2000, 20 (4): 359 -378.

220. Weinstock L S. Gender differences in the presentation and management of social anxiety disorder. *Clin Psychiatry*, 1999, 60 (9): 9 -131.

221. Williams J M G, Mathews A, MacLeod C. The emotional stroop task and psychopathology. *Psychological Bulletin*, 1996, 120 (1): 3 -24.

222. Williams R, Taylor J Y. Narrative art and incarcerated abused women. *Art Educe*, 2004, 57 (2): 46 -52.

223. Williams J M G, Watts F N, Macleod C, et al. *Cognitive Psychology and Emotional Disorders. 2nd Edition.* Chichester, UK:

Wiley, 1997.

224. World Health Organization. *The ICD-10 Classification of Mentaland Behavioural Disorders: Clinical Descriptions and Diagnostic Guidelines*. Geneva: Author, 1992.

225. World Health Organisation. Report of the Consultation on Child Abuse Prevention. Geneva, 1999.

226. Xinying Li, Xuebing Li, Yue-Jia Luo. Anxiety and attentional bias for threat: An event-related potential study. *Brain Image*, 2005, 16 (13): 1501 -1505.

227. Yang Y P, Wang Q. Trauma: The development of Psychoanalysis. *First China Discussion Conference of Trauma Therapy and Crisis Intervention*, 2005.

228. Zabarenko L M. Psychoanalysis, neuroscience, and cognitive sychology. *Psychoanalytic Psychology*, 2004, 21(3): 488 -492.

229. Zanarini M C, Ruser T F, Frankenburg F R, et al. Risk factors associated with the dissociative experiences of borderline patients. *Journal of Nervous and Mental Disease*, 2000, 188: 26 -30.

230. Zola-Morgan S M, Squire L R. The primate hippocampal formation: evidence for a time limited role in memory storage. *Science*, 1990, 250 (11): 288.

231. 陈彦方. 关于《中国精神障碍分类与诊断标准》(第三版)的几个问题. 中华精神科杂志, 2001, 34 (3): 131—134.

232. 陈曦, 钟杰, 钱铭怡. 社交焦虑个体的注意偏差实验研究. 中国心理卫生杂志, 2004, 18 (12): 846—850.

233. 陈全花, 王文菊, 张钰. 儿童精神创伤后心理行为状况调查分析. 职业与健康, 2005, 21 (12): 2064—2065.

234. 陈晶琦. 391 名大学生儿童期躯体情感虐待经历及其对心理健康的影响. 中国校医, 2005 , 19 (4): 341—344.

235. 陈静, 施琪嘉. 青年群体分离体验与儿童期创伤间的相关研究. 医学与社会，2006，5（19）：44—48.

236. 陈楠. 儿童期性虐待经历，社会支持与大学生心理健康的关系研究. 东北师范大学硕士学位论文，2006.

237. 范肖东，汪向东，于欣等译. ICD210 精神与行为障碍分类. 北京：人民卫生出版社，1993.

238. 方莉，刘协和. 分离体验量表 B 的信度与效度检测. 中国临床康复，2006，1（42）：1—4.

239. 傅文青，姚树桥，赵幸福等. 儿童期创伤问卷在中国高校大学生中应用的信效度研究. 中国临床心理学杂志，2005，13（1）：40—41.

240. 傅文青，姚树桥，于宏华等. 儿童期创伤问卷在中国高校大学生中应用的信效度研究. 中国临床心理学杂志，2005，13（1）：40—42.

241. 弗洛伊德. 癔病研究. 车文博主编. 弗洛伊德文集（第一卷）. 长春：长春出版社，2004.

242. 弗洛伊德. 精神分析引论. 高觉敷译. 北京：商务印书馆，1984.

243. 高洁，武亚民. 创伤后应激障碍中创伤记忆的研究进展. 中华神经医学杂志，2005，4（1）：103—106.

244. 高斌，王宝安，孙朝晖等. 具有分离症状的抑郁症临床特征分析. 临床精神医学杂志，2005，15（4）：205—206.

245. 黄红清，张卫. 指向性遗忘中认知抑制能力的发展. 心理发展与教育，2003，2（1）：44—49.

246. 黄宇霞，罗跃嘉. 国际情绪图片系统在中国的试用研究. 中国心理卫生杂志，2004，18（9）：631—635.

247. 黄明生，刘协和. 精神疾病诊疗手册. 北京：人民卫生出版社，2000.

248. 胡少华，魏宁，郭文滔等. 中国和美国健康成人情感反应差异的跨文化研究. 中国临床心理学杂志，2005，13（3）：

265—269.

249. 姜文娟. 边缘型人格障碍患者的儿童期创伤与分离体验的相关性研究. 华中师范大学硕士学位论文，2008.

250. 雷鸣，张庆林. 创伤后心理复原的生理机制. 心理科学进展，2009，17（3）：616—622.

251. 李璐寰，童辉杰. 创伤后应激障碍研究进展. 社会心理科学，2008，23（95）：100—108.

252. 林长跃. 分离性障碍及其检测方法. 上海精神医学，1996，8（2）：106—108.

253. 李凌江，杨建立. 精神创伤性记忆的生物学机制. 国外医学精神病学分册，2004，31（4）：193—196.

254. 李凌江，杨德森等. 精神应激的脑记忆痕迹与致病机制. 中华精神科杂志，1999，32（4）：252—254.

255. 李成齐. 儿童创伤后应激障碍的症状表现与干预策略. 中国特殊教育，2006，72（6）：88—91.

256. 罗小年. 精神疾病分类中一些容易混淆的问题. 上海精神医学，2002，14（3）：189.

257. 刘素珍. 抑郁性神经症患者精神创伤的临床调查与分析. 心理科学，2002，25（1）：34—38.

258. 刘毅. 关注儿童早期心理创伤. 北京成人教育，2001，36（8）：36.

259. 刘航玲. 中小学体罚现象的调查与分析. 中国教育学刊，1997，3：59—62.

260. 刘忠晖. 早年遭受躯体暴力大学生的自尊、自我效能感研究. 北京理工大学学报（社会科学版），2004，6（6）：47—49.

261. 劳伦·B. 阿洛伊，约翰·H. 雷斯金德，玛格丽特·J. 玛诺斯. 变态心理学（第九版）. 汤震宇，邱鹤飞，杨茜译. 上海：上海社会科学院出版社，2005.

262. 廖喜明. 儿童青少年创伤事件终身经历问卷和创伤后症

状量表的信度与效度研究．暨南大学硕士学位论文，2007.

263．马飞，王怀海，谭庆荣．精神创伤后的早期心理干预．临床精神医学杂志，2009，19（4）：283—284.

264．孟宪璋．躯体化障碍与童年期的创伤．中国临床心理学杂志，2002，10（3）：183—188.

265．孟庆跃，刘兴柱，王健等．父母忽视、训斥和体罚儿童的频度研究．中国社会医学，1994，2（54）：44—46.

266．潘建平，李玉凤．儿童忽视研究的最新进展．中华流行病学杂志，2005，5（26）：378—381.

267．潘建平．不能忽视对儿童的忽视．中国全科医学，2007，10（1）：6—8.

268．彭晓哲，周晓林．情绪信息与注意偏向．心理科学进展，2005，13（4）：488—496.

269．钱铭怡，陈曦，钟杰．社交焦虑个体的注意偏差．中国临床心理学杂志，2004，12（4）：424—428.

270．申荷永．荣格与分析心理学．广州：广东高等教育出版社，2004.

271．申荷永．心理分析：理解与体验．北京：生活·读书·新知三联书店，2004.

272．施琪嘉，谭红，陈璟．创伤后应激障碍时大脑不同区域的特异性变化与闪回性记忆及其分离状态．中国临床康复，2005，9（4）：56—57.

273．施琪嘉．创伤心理学．北京：中国医药科技出版社，2006.

274．施春华，林晓娇．儿童期创伤经历、人格特征与大学生心理健康的相关研究．中国临床心理学杂志，2009，17（1）：87—89.

275．谭红，施琪嘉．创伤后应激障碍患者的创伤记忆提取．中国临床康复，2005，1（9）：33—35.

276．魏源．国外绘画心理治疗的应用性研究回顾．中国临床康复，2004，8（27）：5946—5947.

277. 王铭，江光荣. 分离性身份识别障碍的心理病理机制和临床评估. 中国临床心理学杂志，2007，15（4）：426—429.

278. 王大伟，曹晖，陈明高. 定向遗忘研究综述. 山东理工大学学报（社会科学版），2004，5（20）：106—109.

279. 王大伟，刘永芳. 内隐和外显记忆测验中的定向遗忘效应. 心理科学，2005，28（2）：324—328.

280. 王凯. 儿童焦虑障碍的特点及评估. 中国临床康复，2004，8（24）：5098—5099.

281. 现代医学2000词典：87. 分离性障碍（Dissociative Disorders）. 日本医学介绍，2004，25（4）：191—192.

282. 徐汉明，刘安求. 儿童期性虐待对受害者心理的远期影响. 国外医学精神病学分册，2002，29（1）：37—41.

283. 阎燕燕，孟宪璋. 童年创伤和虐待与成年精神障碍. 中国临床心理学杂志，2005，13（2）：208—209.

284. 杨蕴萍，王倩. 创伤：精神分析进展. 全国首届心理创伤治疗和危机干预学术研讨会，2005.

285. 杨蕴萍，沈东郁，王久英等. 人格障碍诊断问卷（PDQ-4+）在中国应用的效度研究. 中国临床心理学杂志，2002，10（3）：11—14.

286. 杨蕴萍，沈东郁，刘稚颖等. 人格障碍评估研究：PDQ+4在北京医学生中的试用. 中国临床心理学杂志，2000，8（3）：322—323.

287. 杨小冬，罗跃嘉. 注意受情绪信息影响的实验范式. 心理科学进展，2004，12（6）：833—841.

288. 杨宏宇，林文娟. 国际情感图片系统在中国诱发正性和负性情绪反应的研究. 中国行为医学科学，2005，14（11）：1028—1031.

289. 杨世昌，张亚林. 国外儿童虐待的研究进展. 实用儿科临床杂志，2002，17（3）：257—258.

290. 刘毅. 关注儿童早期心理创伤. 北京成人教育，2001，236（8）：36—37.

291. 易金瑶，刘明矾，罗英姿等. 情绪图片应答的性别差异研究. 中国临床心理学杂志，2006，14（6）：583—587.

292. 王健，刘兴柱，孟庆跃等. 儿童虐待频度及影响因素分析. 中国社会医学，1994，1（50）：24—27.

293. 吴艳茹，肖泽萍. 分离性身份识别障碍的相关临床问题. 上海精神医学，2004，16（4）：246—248.

294. 赵冬梅. 心理创伤治疗模型与理论. 华南师范大学学报（社会科学版），2009，3：125—129.

295. 赵冬梅，申荷永. 解释学与荣格心理分析. 南京师范大学学报（社会科学版），2007，149（1）：99—102.

296. 赵冬梅，申荷永. 论作为一种创伤后心理反应形式的分离. 南京师范大学学报（社会科学版），2008（160）：112—115.

297. 赵冬梅，申荷永，刘志雅. 创伤性分离症状及其认知研究. 心理科学进展，2006，14（6）：895—900.

298. 赵幸福，张亚林，李龙飞. 435 名儿童的儿童期虐待问卷调查. 中国临床心理学杂志，2004，4（12）：377—379.

299. 张振娟. 绘画在心理治疗中的作用及其应用. 中国临床康复，2006，10（26）：120—122.

300. 张元美. 心理创伤与艺术创作. 武汉科技学院学报，2008，21（3）：47—49.

301. 张雪琴. 精神创伤理论及其团体治疗方案. 中国学校卫生，2007，28（12）：1113—1114.

302. 朱晓红. 学龄儿童"多重、双重人格"形成原因初探. 内蒙古师范大学学报（教育科学版），2004，17（1）：78—80.

303. 邹韶红，张亚林. 儿童期创伤与成人社交焦虑障碍. 医学与社会，2006，19（12）：30—32.